Mayo Clinic 科普译丛

拯救乳房
乳腺癌患者生活指南
Beyond Breast Cancer

主编
〔美〕图菲亚·C. 哈达德（Tufia C. Haddad, M.D.）
〔美〕凯瑟琳·J. 拉迪（Kathryn J. Ruddy, M.D.）

主译
王　昕　程　琳

译者
王　昕　程　琳　刘佳祥　杨琛轩　赵梓钧　商庆尧
康玺玉　岳家贤　张瑞轩　王思源　李　硕　杨　柳
（译者来自国家癌症中心/中国医学科学院肿瘤医院和北京大学人民医院）

北京科学技术出版社

读者须知

书中的信息并不能代替专业的医疗建议，仅供参考。作者、编辑、出版者或发行者对由本书引起的任何人身伤害或财产损失不承担任何责任。

本出版物不是由妙佑医疗国际翻译的，因此，妙佑医疗国际将不对出版物中出现的由翻译引起的错误、遗漏或其他可能的问题负责。

BEYOND BREAST CANCER: A Mayo Clinic Guide to Healing and Wellness
by Tufia C. Haddad M.D., Kathryn J. Ruddy M.D.
Copyright © 2023 Mayo Foundation for Medical Education and Research (MFMER)
Published by arrangement with Nordlyset Literary Agency
through BARDON CHINESE CREATIVE AGENCY LIMITED
Simplified Chinese translation copyright © 2025
by Beijing Science and Technology Publishing Co., Ltd.
ALL RIGHTS RESERVED

著作权合同登记号　图字：01-2025-0790

图书在版编目（CIP）数据

拯救乳房：乳腺癌患者生活指南 /（美）图菲亚·C. 哈达德 (Tufia C. Haddad),（美）凯瑟琳·J. 拉迪 (Kathryn J. Ruddy) 主编；王昕，程琳主译. -- 北京：北京科学技术出版社，2025. -- ISBN 978-7-5714-4558-4

Ⅰ . R473.73-62

中国国家版本馆 CIP 数据核字第 2025M0J930 号

责任编辑：赵美蓉		电　话：0086-10-66135495（总编室）
责任校对：莫　萍		0086-10-66113227（发行部）
图文制作：北京麦莫瑞文化传播有限公司		网　址：www.bkydw.cn
责任印制：吕　越		印　刷：天津联城印刷有限公司
出 版 人：曾庆宇		开　本：880 mm × 1230 mm 1/32
出版发行：北京科学技术出版社		字　数：124 千字
社　　址：北京西直门南大街 16 号		印　张：6.5
邮政编码：100035		版　次：2025 年 6 月第 1 版
ISBN 978-7-5714-4558-4		印　次：2025 年 6 月第 1 次印刷

定价：69.00 元

京科版图书，版权所有，侵权必究
京科版图书，印装差错，负责退换

推荐序

乳腺癌是女性最常见的恶性肿瘤，对我国女性健康产生了严重威胁。随着乳腺癌医学研究不断取得进展，以手术、化疗、放疗、内分泌治疗、靶向治疗以及免疫治疗相结合的综合治疗模式得到了广泛普及，这也使得乳腺癌长期治疗效果显著提升。尽管如此，罹患乳腺癌对每一位患者而言仍然像站在人生的十字路口，要面对无数艰难的选择和挑战。

这本书的出版，正是为身处人生十字路口的患者点亮一盏明灯。作为《梅奥拯救乳房全书：乳腺癌抗癌权威指南》的姊妹篇，相比前作中针对乳腺癌的详细科普，该作则旨在为乳腺癌患者提供详细实用的生活建议，帮助患者更好地应对乳腺癌带来的种种挑战。对乳腺癌患者而言，这本书不仅是一本医学指南，更是一本生活指南。

这本书的作者仍然是来自美国 Mayo Clinic 的肿瘤专科医生。作为全美领先的综合医疗机构，Mayo Clinic 拥有最全面、最杰出的乳腺癌专业团队。无论是为早期患者提供治愈性综合治疗，还是帮助晚期患者提升生活质量，Mayo Clinic始终致力于提供与时俱进、个体化的诊疗方案，最大限度重视患者的个人偏好和价值观需求。正是基于此，该团队从诊疗经验中高度凝练出此书的核心内容，包括生活方式建议、副作用管理、生育需求、人际关系等。此外，这本书还涵盖了针对乳腺癌患者伴侣和护理人员的指导内容。相信无论是乳腺癌患者本人，还是正在照顾患者的亲属，抑或乳腺癌患者的朋友，都能从这本书中获得可靠的建议与帮助。

此书由中国医学科学院肿瘤医院、北京大学人民医院的12名中青年乳腺科医师精心翻译。这份来自中－美两国医学界的支持将会陪伴读者一起面对治疗过程中的种种挑战，迎接术后的康复与生活调整。我们衷心希望这本书能成为患者及其家人的得力伴侣，为他们带来更多的希望和支持。

徐兵河

中国工程院院士
中国医学科学院学部委员
北京协和医学院长聘教授
北京乳腺病防治学会理事长
中国抗癌协会乳腺癌专业委员会名誉主任委员

前　言

作为美国 Mayo Clinic 的肿瘤内科医生，我们致力于乳腺癌的临床实践和研究，我们很荣幸为处于乳腺癌治疗各个阶段的人们提供服务。我们之所以被广大患者所熟知，是因为我们既可以为早期乳腺癌患者提供根治性治疗，也拥有延长晚期乳腺癌患者生存期的先进手段。无论患者属于哪种情况，他们都是幸运的，因为我们会竭力提供创新的个体化治疗策略，在符合患者个人偏好和价值观的前提下，最大限度地减少损伤。在这些治疗策略中，疾病症状的管理和生活质量的保证是问题的关键。

这本书涵盖了我们作为一个医疗团队在 Mayo Clinic 为乳腺癌患者治疗期间和治疗后经常与患者讨论的主题。我们将在书中就癌症监测、生活方式建议、副作用管理、如何与转移性乳腺癌共存、临床试验、综合疗法、性健康、生育和妊娠、人际关系和经济状况等话题展开讨论。同时，本书还设置了针对乳腺癌患者伴侣和护理人员的章节。无论你是本人正在接受乳腺癌治疗，还是在照顾患病亲人，抑或为患病好友进行护理，我们都希望本书会对你有所裨益。

值得注意的是，乳腺癌是一种可能影响任何有乳房的人的疾病，不论其种族、民族或性别。此外，不同乳腺癌患者的预后也存在差异。我们希望你能与我们一起呼吁开展更多研究，以满足不同种族、民族、性别的患者，包括男性乳腺癌患者以及生活在医疗服务体系不够完善地区的患者群体的独特需求。最后，我们认为根据个人需求量身定制的个体化循证医学是最具包容性的医学。

我们很幸运能够与 Mayo Clinic 多个部门的杰出同事合作，我们非常感谢那些为本书出版做出贡献的人。感谢作者们的不懈努力，他们为读者提供了基于研究的指导，并以鼓励的话语激励读者。最后，所有患者是我们灵感的不竭源泉，为了向他们致敬，我们渴望通过本书中的内容、资源和个人观点，为广大乳腺癌患者带去希望并提供治愈之道。

图菲亚·C.哈达德

凯瑟琳·J.拉迪

目 录

1　第一章　迎接新的常态

2　情绪的管理
10　向长期随诊过渡
15　相信自己做得到

17　第二章　关注癌症复发的征象

18　了解癌症复发
27　补充筛查
30　应对不确定性

33　第三章　保持健康

34　合理膳食
38　追求健康体重

40	坚持运动
43	优先保持良好睡眠
45	不要吸烟或吸电子烟
47	避免饮酒
48	定期进行健康筛查
52	最大化健康效益

53　第四章　持续或远期副作用

54	常见的一般性副作用
62	局部或区域治疗的副作用
72	系统治疗的副作用

81　第五章　与转移性乳腺癌共存

82	转移性乳腺癌的治疗
85	如何应对自己的情绪
90	"我的癌症复发了"
96	寻求接纳

97　第六章　通过姑息治疗最大限度提高生活质量

97	姑息治疗不是临终关怀
98	姑息治疗的应用

101　第七章　临床试验

- 101　什么是临床试验
- 102　临床试验的分期
- 103　谁应该参与癌症临床试验
- 105　怎样找到适合自己的临床试验
- 105　在决定参加临床试验之前,需要了解哪些方面

107　第八章　综合治疗

- 108　正念
- 114　针灸
- 116　按摩
- 117　催眠疗法

119　第九章　性健康

- 120　癌症治疗如何影响性健康
- 122　恢复性健康
- 125　提升身体形象
- 128　与伴侣重建联系
- 130　患乳腺癌后的约会

135　第十章　生育和妊娠

- 136　避孕
- 139　癌症后妊娠
- 142　生殖技术的选择
- 145　应对情绪

147　第十一章　家人和朋友

- 148　慢慢回归家庭生活
- 153　支持孩子
- 156　与朋友重建联系
- 161　调整期

163　第十二章　工作与收入

- 164　重返工作岗位
- 169　乳腺癌幸存者的经济状况
- 174　了解自己的权利

179　第十三章　致伴侣

- 180　给自己时间
- 181　照顾好自己

187 相互支持
188 携手共进

191　第十四章　停止抗肿瘤治疗

192 留下遗赠
193 临终关怀

第一章
迎接新的常态

当你最后一次离开主诊医师的门诊并与医护人员告别的时候，一个想法或许会渐渐浮上心头——你的乳腺癌治疗已经基本结束，一项项繁杂的抗肿瘤治疗项目已经成为过去式，而你已经成功地走过了那段艰难的旅程。

那么接下来呢？

很多人的第一反应是"好好庆祝一番！"，仿佛所有事情都已尘埃落定，一切都已恢复正常。可是……一切真的回到正常了吗？可能并没有，毕竟你可能仍能体会到那些尚未完全消退的药物副作用，你的生活习惯也因为癌症治疗发生了重大变化，甚至以往的人际关系也可能变得物是人非。这些情感和精神上的变化都会给你留下难以磨灭的烙印。

治疗结束后的最初几个月往往是最难熬的。从高强度、高计划性的治疗方案，过渡到自我管理式的长期服药，甚至是单纯的定期复查，这种突然的转变让人很难轻松适应。你会明显察觉到，甚至惊讶于这种转变带来的种种不安情绪，比如，突然意识到曾经的主诊医师不会再经常陪着你制订计对我而言，在回归正常生活的过程中，最困难的就是找到合适的居所。当时的我对长期定居在一个地方有种抗拒感，我觉得这可能与癌症未能被妥善处理有关。有好几年我都住在季付公寓里，直到后来才买了自己的公寓。——患者P. M.

划，你只能依赖自己了。这种结束治疗所带来的释然感和对未来的不确定与紧张感紧密交织，由此产生的复杂情绪将构成这一段时间内生活的底色。

与癌症斗争后重新回归生活是一种非常特殊的体验，在这一过程中需要面对复杂的心理和情绪状态。然而，这又何尝不是一个新的机遇，让你以全新的角度审视自我，重新掌控生活，并以积极的态度向前迈进。

对部分"带瘤生存"的患者而言，乳腺癌并未根治，长期治疗可能仍在继续，这部分治疗一方面是为了限制癌细胞的进一步增长，另一方面是为了缓解癌症相关症状。第五章将会详细讲述有关晚期乳腺癌患者生活方式的具体内容，除此之外，其他章节也会有相关内容。

情绪的管理

有时你庆幸自己罹患癌症却大难不死，转念却又为复发的风险而担惊受怕。门诊复查时医生仅用寥寥数语告诉你一

成为癌症幸存者意味着什么

根据美国国家癌症研究所的估算,如今美国有超过1800万的癌症幸存者。那么,"癌症幸存者"一词究竟意味着什么呢?根据美国国家癌症幸存者联盟和国家癌症研究所的定义,每个被诊断为患有癌症的人,从确诊时起,余生都被视为癌症幸存者。

一些女性乳腺癌患者非常乐意被称作癌症幸存者,并为之感到自豪,有些人则反感这种称呼,他们更在意自己独立的个体身份。

本书后续提到的"幸存者"一词,都将沿用上文提到的定义。在如何看待幸存者身份和称呼这一问题上,并没有绝对的对与错。

切正常,你感到自己幸运极了,同时又怀念起以前为制订方案反复交流时整个医护团队的耐心和关怀。你为顺利完成治疗计划感到宽慰,又为乳腺癌带来的生理、心理创伤感到沮丧、懊恼。

以上这些矛盾的感觉都是正常的。毕竟从确诊的那一天起,你每天最关注的事莫过于怎么熬过下一天,甚至是下一个小时,根本没有多余的精力关注自己内心的情感。直到治疗结束的当下,这些长期被压抑的情感才猝不及防地汹涌袭来。

我时刻提醒自己，从癌症治疗中恢复是需要时间的，所以我必须给自己足够的时间和空间，在生理、情感、精神层面上进行疗愈。我敬畏人类身体所具备的坚韧耐力，以及我的身体在治疗过程中所付出的不懈努力。——患者 L. K.

癌症康复不仅仅是身体的康复那么简单——心理的康复也是重要一环。幸运的是，无论经历恐惧、愤怒，还是经历悲伤、焦虑，只要为自己留出倾诉情绪的空间，适时寻求帮助并悦纳他人的支持，总有一天，时间会抚平所有伤痕。

害怕

对结束治疗的患者来说，最害怕的事莫过于癌症复发。对复发的恐惧是癌症幸存者康复后最常见的心理状态，它有时会令人精神恍惚，夜晚辗转反侧，甚至严重影响到人际关系。

身体的每一处轻微疼痛都可能被解读为复发的信号。去医院复查时，或者每年临近确诊日时，甚至身边有朋友生病时，这种由过度解读而引起的恐惧都会加重。

尽管规范治疗后癌症的确仍存在复发的可能，但大多数乳腺癌患者其实不会出现复发迹象。克服这种负面情绪的关键在于坦然接受事实，并从正确的角度看待复发的风险。

这听上去可能有些反直觉，但是克服恐惧的一种有效方

> 我最害怕的事，那肯定是"复发"二字了。我相信这是大部分癌症患者最害怕的事。但我也知道我仍是我自己，而不仅仅是一名癌症患者。——患者 L. K.

式就是面对恐惧，而非选择逃避。有些人选择通过祈祷和信教来平复自己对未来的焦虑，也有一些人选择与家人或朋友分享自己的忧虑愁绪以获得支持。

积极参与自己的健康护理和医疗计划，可以让你对生活有更多的掌控感。多和医疗团队沟通，以获取降低癌症复发风险的方法。第三章也会介绍一些经过科学研究证实的健康生活方式。此外，严格安排自己的随访复查计划（有时也被叫作"癌症幸存者护理计划"，详见第11页），也可以减轻对复发的恐惧。关于肿瘤复发的常用检测方式，请参考第二章。

对一部分患者而言，恐惧感不仅不会与日俱减，反而会逐渐渗透到生活的方方面面，无时无刻不在的恐惧感使工作、生活甚至简单的放松都成为一种奢望。如果你觉得自己有上述感受，不妨向肿瘤科医生寻求帮助。通常肿瘤科医生都会推荐专业的心理治疗师或者专业的心理健康护理团队给你。上述方式对走出由恐惧感带来的困境会有很大的帮助。

因失落感而难过

在癌症治疗告一段落后,很多人会持续地与失落感抗争。外貌的变化、治疗的持续副作用、对癌症复发的担忧,可能会降低你的自我认同感以及幸福感。罹患癌症还有可能影响你的人际关系、职业规划以及经济状况。有时候,你真的很希望回到患癌之前的生活。

失落感常常会让人感到悲伤,并以多种情绪方式表达出来,比如难过、绝望、焦虑、沮丧以及愤怒等。有时候,你还会感觉到麻木,情绪像无波古井一样。

对乳腺癌幸存者来说,有时候连承认自己的悲伤都很困难。你可能会觉得自己根本不该有悲伤的情绪,能活下来就应该知足、感恩了。你可能会从周遭听到类似的说法,"活着就已经很好了",或是"过去就过去了,要专注于当下"。长此以往,你的失落感可能会逐渐被掩藏。

讽刺的是,越是否认和抗拒失落感,它反而会来得越

压力

确诊乳腺癌之后,可能很长一段时间内,你主要关注的事情都是如何接受合适的治疗并恢复健康。日常生活中的闲杂琐事都会自动进入长期搁置的状态。现在,在癌症治疗结束后,它们会马上充斥你的脑海,让你应接不暇,压力像泰

猛烈。重要的是，你要知道，因癌症带来的失落感而产生的悲伤，其实也是康复过程中正常的一部分。承认这种失落感不会削减你对现下生活的珍惜，反而会让你更快地摆脱难过、愤怒以及沮丧情绪。这听起来可能很矛盾，但是让自己体会失落感和悲伤的情绪，其实会使这些情绪更快地被时间冲淡。

尽管承认和接受悲伤情绪很重要，但也不要过度，让自己天天深陷失落感中并不可取，尤其要警惕自己是否时常沉浸在失落感中，甚至因悲伤情绪影响了日常生活。有时候，和互助团体一起分享自己的感受可能会有所裨益，因为他们更能理解你的各种感受。向心理健康专家进行咨询，也会缓解不良情绪，并获得客观的指导。如果有条件的话，找一位有癌症幸存者相关工作经验的心理治疗师咨询，可能会很有帮助。

山压顶一般。

要知道，你不用一次性就把所有事情处理妥当，多给自己一些时间，尝试重新融入生活。多尝试一些放松技巧，比如冥想法、引导性想象法等。多和其他乳腺癌幸存者交流，多给自己留出时间参与平时热衷的活动和运

> 在治疗过程中，很多日常琐事都会被搁置。治疗结束后，想要把这些事情捡起来时，却又感到毫无精力应对。但我已经适应了这种新的常态。首先，我得让自己从"患癌的劳里"重新回到"劳里本人"。我也尽量减少参加互助团体的频率，以免总是想起关于患癌的事情。但我还是会参加一些线上互助团体，讨论一些更有意义的话题。——患者 L. M.

动。关于正念放松方式和减压疗法，可以参考第 108 页的内容。

焦虑和抑郁

与罹患癌症相关的沮丧、愤怒或担忧等情绪会影响日常生活。对大多数人而言，这些情绪会随着时间推移而逐渐消散。科学研究表明，在治疗结束后 5 年左右，癌症患者群体的焦虑和抑郁发生率已经和普通人群没有明显差异。

对部分癌症幸存者来说，这些没有随着时间消散的负面情绪会逐渐演变为潜在的抑郁或（和）焦虑状态。如果你感觉到上述情绪长期影响你的正常生活，可以咨询附近的基层医院或者肿瘤医疗团队。他们可能会帮助你协调转诊到相关科室接受心理治疗以及必要的药物治疗。要知道，战胜焦虑和抑郁最好的方法就是早期诊断和及时干预。

我适合参加互助团体吗

无论是线下还是线上，互助团体都可以为你提供一个敞开心扉分享感受或是聆听他人感受的平台，团体内的患者朋友们往往能够理解你所经历的一切。然而，并不是每个人都希望或是需要得到家人、朋友以外的支持，尤其是那些听到他人分享患癌经历反而会更加焦虑的患者。

如果你不确定自己适不适合参加互助团体，可以考虑一下自己是否喜欢成为社交团体的一员并且分享自己的生活经历。

如果你正在考虑某个互助团体是不是自己的最佳选择，首要关注点应该是参与者都有谁：只有乳腺癌幸存者还是也包含了其他癌症患者？只有患者本人还是也包含了亲属？是不是限定年龄范围？互助团体的负责人是医疗人员还是患者？互助团体的主旨是单纯分享感受还是也会提供解决问题的建议？同时，也要考虑以下方面。

- 互助团体规模有多大？
- 每次参会持续多长时间？
- 每次参会间隔多久？
- 团体成立了多久？
- 参会的形式是什么样的？
- 每次参会必须发言还是可以单纯倾听？

孤独感

孤独也是治疗结束后的一种常见感受。你可能会想起那些在治疗期间曾帮助过你的医生、护士以及其他医务人员，怀念他们无微不至的呵护。你可能感到身边的人无法理解你所经历的一切，即便是家人和朋友也不知道怎么才能真正帮到你，更不用说有些人甚至会因你曾罹患癌症而不乐意与你相处。

避免顾影自怜，克服孤独感的一种方式就是寻求帮助，比如加入癌症患者互助团体，与具有相似感受的病友交流。相关信息可以从美国癌症协会在各地的分会获取。此外，你还可以尝试通过网络平台与其他癌症患者交流，比如美国癌症协会的癌症幸存者网站（Cancer Survivors Network）或者 Mayo Clinic Connect 平台。

向长期随诊过渡

在完成大部分甚至全部抗肿瘤治疗计划后，你可能就不会像以前那样经常见到主诊医师了。但是，规律的随诊复查仍然非常重要。随诊的目的主要是定期记录你的身体状况和情绪状况，及时发现并治疗你在康复期间可能出现的并发症，并警惕癌症复发的种种可疑迹象。

什么是癌症幸存者护理计划

在癌症治疗结束后,医疗团队可能会为患者提供一份癌症幸存者护理计划。这份计划中通常包含了患者的完整病史,包括以下内容。

- 癌症诊断以及分期。
- 治疗的详细内容,包括起始日期和终止日期。
- 潜在的治疗长期副作用。
- 健康建议,包括饮食建议、锻炼建议、心态调整建议、睡眠建议以及戒烟相关信息。
- 情绪调整以及相关服务方式。
- 医疗团队联系方式。
- 推荐的癌症复查和检测方式,以及后续就诊预约流程。

如果你还没有拿到自己的癌症幸存者护理计划,可以与医疗团队联系并获取。

我该找谁随诊

如果你还没有拟订随诊计划,可以向主诊医师咨询一下。你们需要讨论确定后续随诊的地点和转诊医师。有时候,主诊医师可能会继续负责随诊,或者可能会建议你在基层医疗机构进行后续的长期随诊。随诊方式主要取决于以下这些因素。

- 肿瘤分期。
- 后续是否需要长期内分泌治疗或其他辅助治疗。
- 个人倾向。
- 患者所在的区域位置。

一旦制订好随诊计划,最好让主诊医师和后续随诊医师对接,确保两方都能够对你的治疗情况有充分了解。

去基层医院就诊

将随诊护理计划协调至基层医院,可以把随诊流程大大简化,让患者有更多时间处理其他事务。但是,对一部分患者而言,从最初的肿瘤主诊医师处转诊到基层医院,可能会有失落感,甚至被抛弃感。的确,离开熟悉且信赖的肿瘤医疗团队可能会令人感到不安。

有些患者发现,定期前去最初的肿瘤主诊医师处就诊,可能会对缓解这种不安的情绪有所帮助。就诊时可以向肿瘤科医生咨询自己当前的随访计划和复查项目是否合理,可以

在迈入人生的新篇章之后,我感到自己的生活有了一种焕然一新的目标感。我学会了活在当下,从一件件小事中获得快乐。我也学会了不要把生命的馈赠视为理所当然。现在的我比以往任何时候都能够更加通透地看待事物。——患者L. K.

有问题时我该联系谁

癌症治疗结束后,有些问题会让患者突然不知道该联系谁。下表提供了一个泛用性的联络指南,如果对具体情况有疑问,最好与医疗团队取得联系。

与以下内容相关的问题	需要联系
与静脉用药或口服药相关的长期/新发副作用	肿瘤内科医生
与放疗相关的长期/新发副作用	放疗科医生
与手术相关的问题	外科医生
与乳腺再造相关的问题	整形外科医生
其他与生理、心理或肿瘤普查相关的问题	基层医生
新发症状相关问题	肿瘤内科医生或基层医生

与医生讨论一下后续治疗过程中相关药物副作用的管理。此外,如果有需要的话,通常还可以请主诊医师推荐心理康复治疗的相关专家以及治疗机构。对于基层医院难以处理的种种治疗相关问题,也可以向肿瘤科医生咨询,明确在不同情况下应该到什么地方就诊等。

另外,如果你还没有明确的癌症幸存者护理计划,也可

第一章 迎接新的常态

癌症与创伤后成长

没有人希望经历癌症的诊治过程。然而，即便是从这种负面经历中，有时仍能发掘出积极的意义。对一些幸存者来说，治疗结束后往往能够体会到明显的自我成长，这种成长源于经历并克服了深刻的焦虑、不适和恐惧。

心理学研究者用"创伤后成长"这一术语来描述从一段具有压力、令人惊恐的创伤经历中发展出的积极心理变化。癌症研究者发现，这一现象也存在于癌症幸存者群体中。经历了癌症带来的坎坷，人们会对生命更加珍视，与所爱之人建立更深的联系，对生命中的种种可能抱有更开放的态度，同时拥有更强大的内心和更充沛的精神力量。

诚然，并非所有人都觉得癌症对个人成长有所帮助，而且个人成长也不意味着从此免于压力和创伤。但是，如果某种经历能够带给你关于生命的新认知，那么就不必害怕，去勇敢接纳并从中学习吧。这种学习会让生活发生质变，毕竟挫折不会使生活失去本来的色彩，有时甚至还会添上几抹颜色。

以向主诊医师咨询，并就制订好的计划与基层随诊医师充分交流，这样做可以让你在随诊过程中更具主导性。

相信自己做得到

从完成严格而密集的抗肿瘤治疗，到开始"迎接新的常态"，这需要一定的时间。时刻告诉自己要保持耐心，不要着急。罹患癌症可能会是你人生轨迹上不可磨灭的一笔，但重要的是，记住每个人最终都会找到克服生理和心理困境的方法。开始新的生活总会伴随着害怕和担忧，这是人之常情，尽管前方有许多挑战，但我们始终相信乌云之后现彩虹。

第二章

关注癌症复发的征象

　　癌症监测旨在评估癌症复发情况，并在复发时及早发现。复发是许多完成乳腺癌治疗的人最关心的问题，他们经常会问：是否有办法防止癌症复发，或者在癌症复发时及早发现？如果出现新的肿瘤该怎么办？应该多久看一次医生？哪些检查最有效，以及应该多久做一次？

　　虽然业界已经制订了针对乳腺癌治疗后常规随访筛查的指南，但每个人的患癌经历都是独一无二的。患者本人在随访中扮演着重要角色，需要按时就医，并且在每次随诊过程中与肿瘤科医生和家庭医生分享乳房和身体的任何新变化。此外，与医疗团队成员分享自己对筛查和其他检查的想法和疑问同样非常重要，请随时与他们分享你的个人偏好和价值观。

　　患者需要和肿瘤科医生讨论后续随诊复查的相关事宜，弄清哪些医护人员负责之后的随诊工作，明确当有问题和疑虑时，应该咨询哪些医护人员。在大多数情况下，家庭医生会为患者提供定期检查和预防性治疗服务。患者根据其健康状况，可能需要在特定时间内寻求肿瘤科医生的帮助来制订抗肿瘤治疗相关方案。如有相关治疗的信息记录，这些资料将在肿瘤科医生那里被记录下来。

转移性乳腺癌以及进展期乳腺癌的患者需要继续接受治疗来控制肿瘤发展并缓解症状。想要了解更多有关转移性乳腺癌患者生活的信息，请参见第五章。

了解癌症复发

复发性恶性肿瘤是指初次治疗后再次出现的恶性肿瘤。虽然初次治疗的目的是消除所有肿瘤细胞，但少数细胞可能躲避了此轮治疗并存活下来。这些未被发现的癌细胞不断增殖，即发展成复发性恶性肿瘤。

复发性乳腺癌最常发生于初次诊断和治疗后的最初5年内，但对于雌激素受体阳性的乳腺癌患者，可在数十年后出现复发征象。复发性肿瘤可能在和之前发生的肿瘤相同的部位出现，也可能扩散至身体的其他部位。

乳腺癌复发可分为3种主要类型。根据肿瘤复发的部位，分为局部复发、区域复发以及远处复发。

- 局部复发：局部复发的肿瘤位于和原先发生的肿瘤相同的部位。如接受了乳腺癌保乳术，那么局部复发即发生在周围剩余的乳腺组织中；如进行了乳房切除术，那么癌症可能会沿着手术瘢痕或胸壁复发。

- 区域复发：指乳腺癌在附近的淋巴结（包括腋窝区、胸骨或锁骨区域的淋巴结）中复发。
- 远处复发：又称为转移性复发，指癌细胞转移至身体远处的组织器官。常见的远处复发部位包括骨、肝和肺。

复发癌症和新发癌症

如果在既往接受过治疗的乳房或胸壁中发现新发癌细胞，那么这种情况可能是癌症复发，也可能是新发乳腺癌。虽然复发性肿瘤和新发肿瘤并不总是容易分辨，但还是有蛛丝马迹可循的。在下列情况下，癌症复发的可能性更大。

- 肿瘤是在首次确诊恶性肿瘤后 5 年内出现的。
- 新发肿瘤的位置和原有肿瘤位置相同。
- 在显微镜下观察，新发癌细胞的外观与原有癌细胞相似。

如果在对侧乳房发现乳腺癌，则其更有可能是新发肿瘤，而非乳腺癌复发。然而，新发肿瘤不常在对侧乳房出现，而癌细胞从一侧乳房扩散到另一侧乳房的情况则更加罕见。

需要注意的事项

尽管患者需要定期进行常规复查，但在监测癌症复发的同时，还需要注意自己身体出现的症状和体征。请记住，你才是最了解自己身体的人！你知道什么是正常的、什么是异常的。

如果发现有以下体征和症状,无须等到下次预约就诊,请致电家庭医生或肿瘤科医生。他们可以进一步评估你的体征和症状,并和你一起制订下一步治疗方案。

以下体征和症状可能意味着发生了肿瘤局部复发。

既往接受了乳腺癌保乳手术:
- 在乳腺中出现了新发肿块或不规则质硬区。
- 乳房皮肤性状发生改变。
- 乳房皮肤出现炎症或红肿。
- 乳头溢液、变形或凹陷。
- 乳房轮廓或形状发生改变。

既往接受了乳房切除术:
- 胸壁皮肤或皮下出现了一个或多个无痛结节。
- 在手术瘢痕周围出现新发质硬区。
- 胸壁皮肤性状发生改变。

以下体征和症状可能意味着发生了肿瘤区域复发。

淋巴结出现肿块或肿胀的征象发生于:
- 腋窝区域。
- 锁骨附近。
- 锁骨上窝区域。
- 颈部。

以下体征和症状可能意味着发生了肿瘤远处转移，主要包括与骨骼、肝脏、肺部或脑部有关的症状，例如：

- 持续且不断加重的疼痛，如发生在特定关节或背部的疼痛。
- 持续咳嗽。
- 呼吸困难。
- 食欲不振。
- 非减重情况下的体重减轻。
- 严重头痛。
- 癫痫发作。

疾病监测和随访的频率

在初次治疗完成后的最初 3 年内，患者可能需要每 3~6 个月见一次家庭医生或肿瘤科医生，或者也可以在两者之间交替随访。

如正在服用降低癌症复发风险的药物，例如他莫昔芬或芳香化酶抑制剂，肿瘤科医生可能会在患者用药 3 个月后看其耐受性如何，与家庭医生一起讨论协调，做出一些治疗上的必要调整。

在最初 3 年的复查后，复查次数通常会有所减少。在此后的 2 年内，可能需要每 6~12 个月复查一次，之后改为每年一次。

如患有非浸润性乳腺癌，如乳腺导管原位癌，那么后续检查次数可以更少一些。一般前5年内每年复查2次，此后每年复查1次。

推荐的筛查项目

一般来说，接受过早期乳腺癌治疗的患者都是在健康状况发生改变、出现新的症状或是出现新发肿物后检查出乳腺癌复发的。在出现复发症状之前，一年一次的乳腺钼靶检查不失为一项重要的检查项目。它对早期发现乳腺癌复发有很大帮助。

美国临床肿瘤学会推荐，接受过早期乳腺癌治疗且目前没有相关症状和体征的患者，应按照以下步骤进行常规复查。

在我确诊患有混合性浸润癌8年之后，老实说，我很反感"幸存者"甚至"旅程"这类词汇。这些词语都意味着结束和完成。我们无从得知自己发生乳腺癌转移的概率有多大：没有抽血检查，没有影像学检查……我想知道髋部疼痛意味着什么？癌症并没有结束。我们所能做的就是战略上藐视它而战术上重视它，即当出现任何异常体征的时候要保持警惕。尽管我尽力不去想它，但它确实每时每刻都存在。因此，我们要学会适应它。——患者P. W.

定期检查和体检

就诊时，家庭医生或医疗团队的其他成员可能会更新患者的病史。他们想知道自上次就诊以来患者的感觉如何，是否注意到身体有任何变化，以及是否有任何担忧。他们还想评估患者整体健康状况的变化，了解其家族病史有无最新信息，特别是关注新诊断出癌症的家庭成员。

医生询问病史后，一般会进行体格检查。在检查过程中，医生会检查是否有癌症复发的征象。这可能包括：

- 仔细检查患癌部位，包括切口部位、剩余的乳腺组织和胸壁。
- 仔细检查对侧乳房或胸壁。
- 检查腋窝区、锁骨区以及颈部淋巴结。

如接受过放疗，那么放疗可能会改变乳房组织结构，从而使乳房检查变得更加困难（见下一小节）。

医生还可能会听诊肺部，并检查肝脏是否肿大以及骨骼是否有任何触痛。

年度乳腺钼靶检查

建议所有患有乳腺癌的女性每年都做一次乳腺钼靶检查，但做过双侧乳房切除术的女性除外。除了病史采集和体格检查，这是乳腺癌治疗后唯一一项推荐的指南性检查。

在接受早期乳腺癌治疗的女性患者中，高达 4% 的人在患侧乳房出现局部复发。有乳腺癌相关病史也会增加再次罹患乳腺癌的风险。与患乳腺癌之前相比，现在每年进行一次乳腺钼靶检查以筛查另一侧乳房是否患癌，可能会给患者带来更大的益处。有证据表明，乳腺钼靶检查有助于更早地发现乳腺癌幸存者的肿瘤复发，此时肿瘤还很小并且还未扩散到淋巴结组织中。

在治疗后的 3～5 年内，肿瘤专科医生可能会建议对患侧乳房进行诊断性乳腺钼靶检查，而非仅将其作为筛查手段。这是因为手术和射线会导致乳房内部结构发生变化，这些变化在治疗后通常会维持数年时间。诊断性乳腺钼靶检查在标准筛查影像视图的基础上增加了肿块切除区域的特殊视野，使医疗团队能够在成像时对任何异常情况进行评估。对这些变化进行完整的成像评估，有助于为今后的乳腺钼靶检查建立新的基线对照资料。一旦建立了新的基线数据，就可以恢复常规的每年一次乳腺钼靶筛查了。

研究表明，如果没有发现异常部位（这可能会促使患者更频繁地进行检查），每年做一次以上的乳腺钼靶检查并没有额外获益。

不推荐的筛查项目

有时，临床医生会使用其他检查手段帮助识别肿瘤复发——血液肿瘤标志物检查、肝功能检查和胸部 X 线检查，目前尚未发现这些检查在延长生存期或改善生活质量方面的用途和效果。在没有相关症状的情况下，美国临床肿瘤学会不建议将以下实验室检查和影像学检查用于复发性癌症的检测或新发恶性肿瘤的检查，包括：
- 胸部 X 线以检查肺部是否有肿瘤。
- 超声以检查肝脏是否有肿瘤。
- 骨扫描以检查骨骼中是否有新发肿瘤。
- 计算机断层扫描或磁共振成像检查以检查软组织，以及胸部、腹部和骨盆组织器官中是否出现肿瘤病变。

乳房重建术后的检查

如已接受乳房切除术并进行了任何形式的重建，则不需要或不建议进行乳腺钼靶检查。如进行了单侧乳房切除术并进行了乳房重建，那么定期行对侧乳房的钼靶筛查是很重要的。如在保乳术后进行了乳房重建（包括假体植入术），乳腺钼靶检查也同样重要。

对健侧乳房以及再造乳房的皮肤和周围区域进行乳房自检非常重要。这有助于患者熟悉术后乳房的变化，从而对任何新的变化保持警惕，并及时向医生报告。

一些癌症诊所建议在行硅胶假体植入术 5~6 年后或乳房重建后出现症状时进行超声或磁共振成像检查。这样做是为了检查植入物是否出现渗漏或破裂的迹象。重要的是，至少每隔几年就要和整形外科医生联系进行一次随访，以评估乳房现况以及随着时间推移可能发生的任何病变。

- 血液检查（血液肿瘤标志物检查）以检测人体外周血中的某些物质，这些物质在癌症患者中的含量会升高。
- 全血细胞分析以检测血液中白细胞、红细胞以及血小板的数量。
- 肝肾功能检测以检查这些器官功能是否正常。

随访性乳腺钼靶检查对男性乳腺癌患者有何作用

由于男性患乳腺癌的情况很少见，一般不建议男性每年进行乳腺钼靶筛查。但是，对那些有乳腺癌病史的男性患者来说，情况又如何呢？

一般来说，专家建议这些接受过乳腺癌保乳术的男性患者到其家庭医生处开具处方，每年对患侧剩余的乳腺组织进行一次乳腺钼靶检查，以监测是否有复发征象。

对于是否所有有乳腺癌病史的男性都应接受对侧乳腺钼靶筛查，目前还没有标准的指南性推荐。虽然一些证据表明对侧乳房患癌的风险会增加，但总体来看这种风险较低。

了解自己是否有乳腺癌遗传倾向（建议所有男性乳腺癌患者进行基因检测和咨询）会对治疗有所帮助。如果携带与乳腺癌有关的基因变异，美国临床肿瘤学会建议行对侧乳房筛查。

尽管进行了多项大型研究，但几乎没有证据表明这些检查能延长患者的生存期或提高患者的生活质量。此外，这些检查结果并不总是准确的——它们可能会错过癌症复发的迹象，或者恰恰相反，在没有肿瘤的情况下提示存在肿瘤。这些错误的或不确定的检测结果会给患者带来不必要的压力和焦虑，并导致进行额外的检查。

补充筛查

如果乳腺组织致密，或者由于基因变异等原因，二次罹患乳腺癌的风险很高，那么还可以选择其他筛查方法，这取决于：

- 个人喜好，例如对假阳性的检查结果的接受程度。假阳性结果是指影像学检查发现的可疑病变在进一步检测后发现是良性的这类情况。
- 可行性问题，例如居住地附近是否有提供这些检查的医疗场所，以及医保是否覆盖这些检查。

正如你所知道的，致密的乳腺组织会增加乳腺癌筛查的难度。在乳腺钼靶检查中，致密乳腺组织显示为纯白色的实性区域。这使得病变被白光遮盖，看不清腺体内部的情况。

有证据表明，除了乳腺钼靶检查，补充检查或许有助于探查致密乳腺组织中的乳腺肿瘤病灶。然而，这些额外的检查能为哪些患者带来获益以及能带来多少获益，我们不得而知。此外，额外的检查会带来额外的风险，而且没有任何一种额外的检查方法被证实可以降低乳腺癌相关的死亡风险。

如果你和近半数接受过乳腺钼靶检查的女性一样有致密的乳腺组织，那么就必须与肿瘤科医生或家庭医生讨论进行补充筛查的问题，同时还要考虑到其他风险因素，例如家族史、遗传特征、肿瘤生物学特性、确诊至今的时长、月经情况和其他因素。根据个人经历量身定制筛查方案，是获得最大筛查效果的最佳途径。

如果你被认为是乳腺癌高危人群，也可以选择补充筛查手段。高危人群包括携带与乳腺癌相关的基因变异、在50岁之前确诊乳腺癌、患有非典型病理学特征的乳腺癌，或乳腺钼靶检查未检测到的乳腺癌（也称为乳腺钼靶阴性的隐匿性乳腺癌）。保险公司对这些检查的承保范围的描述并不总是很明确，因此在安排这些检查前最好直接向保险公司咨询，以免日后出现意外事件。

乳腺癌的补充筛查如下。

乳腺磁共振成像

乳腺磁共振成像利用磁共振成像技术并注射造影剂来扫描乳房，从而生成详细的功能图像，这些图像不仅包括乳房的解剖结构，还包括该区域的血管构造。对乳房组织致密的乳腺癌患者来说，乳腺磁共振成像比单纯的乳腺钼靶检查或超声检查能更好地发现乳腺癌。对于有致密乳房且有乳腺癌病史的女性患者，以及 50 岁或 50 岁以下确诊为乳腺癌的女性患者，每年进行一次乳腺磁共振成像检查可能会带来获益。事实上，美国放射学会建议符合以上标准的女性，每年在进行一次乳腺钼靶检查的基础上，还要进行一次乳腺磁共振成像检查。

分子乳腺成像

分子乳腺成像是一种辅助成像技术，它使用一种特殊的相机（伽马相机），记录注射的放射性示踪剂在体内循环时的活性。正常组织和癌组织对示踪剂的反应不同，这可以在伽马相机产生的图像中观察到。在某些情况下，分子乳腺成像检查可以作为乳腺磁共振成像的替代方案。

三维乳腺钼靶造影（乳腺断层摄影）

乳腺断层摄影使用 X 线从多个角度采集乳房的多幅图像。这些图像由计算机合成，形成乳房的三维图像，这样就更容易发现乳腺组织的异常。与二维乳腺钼靶检查相比，乳腺断层摄影可降低假阳性率，尤其是对 50 岁以下乳房致密的女性来说。无论乳房密度如何，许多乳腺钼靶检查的诊疗中心正在逐步采用三维乳腺钼靶造影，并将其纳入标准乳腺钼靶检查技术体系中。

我之前接受了乳腺癌保乳术,但当我术后进行乳房自检时,很难分辨出我摸到的是瘢痕组织还是新的肿块。我去看了几次医生,结果都是一无所获。我每 6 个月复查一次,每当预约时间临近时,焦虑感就会增加。虽然抗抑郁药和抗焦虑药帮助我渡过了难关,但在"继续生活"和害怕复发之间,我很难找到平衡。——患者 L. M.

对比增强成像

对比增强乳腺 X 线照相术是一种较新的用于检测乳腺癌的工具。这种检查方法将乳房 X 线照相术与注射造影剂相结合,以提供对比度增强的乳房图像。目前,专家还在研究将对比增强与其他检查(如超声检查)相结合使用的可能性。由于这项技术在笔者撰写本书时尚属一种新技术,因此它的应用范围还很有限。但我们希望该技术能够实现与乳腺磁共振成像类似的检查结果,且成本更低,有更多潜在的用途,例如实时影像学引导下活检技术等。

应对不确定性

原发性乳腺癌治疗后的后续随诊中最困难的方面之一,就是面对癌症是否会复发的不确定性。有些人认为,辅助检查可以帮助他们应对这种不确定性。当被问及此事时,大多数人表示希望接受这些检查来明确是否出现复发,这是毫无疑问的。得知自己的检查结果正常，可以减轻焦虑，让自己松一口气，至少可以在下一轮检测之前让自己处于这种放松的状态中。

但辅助检查也有其缺陷。通常，这些检查会出现轻微的偏差或微小的异常情况，可能需要进行评估。而且一次检查往往会导致更多的补充检查，因为很少有检查仅凭本身就能够得出明确的结论。

乳腺癌复发的治疗

乳腺癌复发的治疗方案取决于几个因素，包括疾病的严重程度、乳腺癌初治至今的时长、第一次乳腺癌治疗的方案以及患者的整体健康状况。医生还会考虑到患者的治疗目标和偏好。

局部或区域复发的治疗通常从手术开始（如果可行的话），如果以前没有接受过放疗，则可能包括放疗。在手术前或手术后，医生还可能建议进行化疗和内分泌治疗。

转移性乳腺癌的治疗方法取决于上述因素、受累脏器以及肿瘤是否导致相关症状。如果一种治疗方法完全无效或原本有效但后来不再起作用了，或许可以尝试其他治疗方法。关于转移性乳腺癌患者的更多信息，详见第五章。

同样重要的一点是，要记住，就像检查有时会发现比你想象的更多的东西一样，它们也会遗漏一些问题，比如肿瘤的复发。阴性结果并不能保证不存在癌症复发征象。

当然，生活大可不必如此。与其把注意力放在以上这些自己无法控制的事情上，不如把注意力集中在自己可以掌控的事情上，例如好好吃饭、适度运动、保持充足的睡眠，通过健康的方式应对生活中的紧张和焦虑。

一定要谨记，这是你的生活。你可以决定自己的时间和精力有多少是被做检查和等待检查结果占据的。你需要和家庭医生、肿瘤科医生以及医疗团队的其他主要成员多沟通和交流，让他们了解你的偏好和价值观，以及你关于个人风险的疑问和担忧。

第三章

保持健康

即使在乳腺癌治疗后，继续照顾好自己的身体也非常重要。给肿瘤患者的建议与给其他希望保持健康的人的并无二致：保持均衡饮食、进行锻炼、保持健康体重、获得良好的睡眠、避免抽烟喝酒，或限制饮酒量。

在短期内，这些健康的生活习惯可以在康复期间让你感觉更好，更有活力。长期来看，积极的生活方式可能对健康产生正面影响，可能有助于降低乳腺癌复发的风险。

在保持健康方面，一个重要事项是定期与初诊医生联系进行复查。此外，还要与肿瘤医疗团队进行定期会诊。

除了定期监测癌症复发的迹象，针对其他常见疾病的健康体检也十分重要。

保持健康的生活习惯的同时又要负起生活的重担，这听起来并不容易，但实际做起来可能也没有那么困难。这一章将提供关于保持身心健康的建议和窍门，以便你享受未来快乐的生活。

合理膳食

摄入营养丰富的食物可以帮助患者恢复体力,重建健康的组织,使自己感觉良好。

富含水果、蔬菜和全谷物的饮食计划,有助于乳腺癌患者长寿。而且,健康的饮食模式可能降低患其他严重疾病的风险,如心脏病。

食用大豆会增加乳腺癌复发的风险吗

曾经有人认为,食用大豆食品会增加患乳腺癌和乳腺癌复发的风险。然而,目前的研究并不支持这一观点。例如,一项研究比较了美国和欧洲各国人群与食用较多大豆食品的东亚人群之间的乳腺癌复发情况。该研究发现这些人群的乳腺癌复发风险相似,这表明适量摄入大豆并不会增加复发的风险。事实上,大豆的摄入可能减少乳腺癌的复发,使其成为与动物蛋白相比安全且健康的选择。

另外,大豆补充剂通常含有较高水平的植物雌激素,称为异黄酮。一些研究表明,这些补充剂与有乳腺癌家族史或个人史的女性患乳腺癌的风险增加之间存在联系。专家建议避免食用这些产品。

多摄入多种多样的植物性食物,包括全谷物和各种豆类,如大豆、豌豆和扁豆。使用健康脂肪,如橄榄油进行烹饪。有关健康饮食选择的更多信息,请参阅第36-37页。

关于补充剂

很多人认为服用补充剂可能会帮助促进健康,但目前这方面的证据混杂。一些小规模研究表明,在乳腺癌治疗后,服用维生素C和维生素D的乳腺癌患者的寿命可能会增加。复合维生素和维生素E可能也具有类似的益处。此外,也有可靠的证据表明,摄入某些补充剂,如抗氧化剂,可能会导致更差的结果,这与摄入的时间选择有关。需要进行更多研究以阐明这些发现。

补充剂并不能替代食物。它们无法复制食物的全部营养,如水果和蔬菜中所含的所有复杂营养素。例如,虽然你可以从橙子或补充剂中获得维生素C,但如果只服用补充剂,你将无法获得橙子中所含的纤维。

同样重要的是,越多并不一定越好。实际上,某些营养素摄入过多可能对身体有害。经验法则是不要超过任何营养素的每日推荐摄入量。在服用任何新的补充剂之前,请务必与初诊医生和肿瘤医疗团队进行沟通,特别是仍在接受与乳腺癌治疗相关的药物治疗的患者。

应该吃些什么

为了给身体提供癌症康复所需的营养，多样化饮食是关键——没有哪一种食物能够包含人体所需的所有营养素，因此应该从多种多样的食物中摄取。

推荐	控制
植物性食物，包括以下所有建议。与动物性食物不同，植物性食物富含纤维。每天应该至少摄取 30 克纤维。研究表明，纤维有助于提高乳腺癌患者生存率	动物性食物，尤其是： • 红肉 • 加工肉类，包括热狗、熟食、香肠和牛肉干
种类丰富的水果和蔬菜，例如： • 绿葡萄、猕猴桃、西蓝花、青豆、菠菜和其他深绿色的叶菜 • 红葡萄、苹果、草莓、西瓜、红椒和甜菜根 • 蓝莓、李子和茄子 • 橙子、桃子、菠萝、胡萝卜和红薯	含有添加糖或甜味剂的食物和饮料，包括： • 甜味碳酸饮料、茶、咖啡和能量饮料 • 甜糕点，如蛋糕、饼干和馅饼 • 糖果 • 含糖早餐谷物

推荐	控制
全谷物，如： • 糙米 • 全麦面包（可尝试发芽的全麦面包） • 无油玉米饼 • 全麦意大利面 • 燕麦 • 藜麦 • 爆米花 • 大麦 • 小麦米	精制谷物，如： • 白面包和小麦面包 • 超市购买的糕点、意大利面和早餐谷物
豆类，包括： • 黑豆、红腰豆、斑豆、海军豆、黑眼豆等 • 扁豆 • 棉豆 • 大豆制品，如豆腐或豆饼	超加工食品，如： • 鸡块 • 冷冻比萨和其他即食热餐 • 方便面 • 薯片 • 零食蛋糕和包装饼干
不饱和脂肪，如： • 鳄梨 • 橄榄油 • 坚果类	饱和脂肪，如： • 动物性食物，包括肉、奶酪、鸡蛋 • 椰子与椰油 • 棕榈油和棕榈仁油 • 一些油炸加工食品

追求健康体重

越来越多的证据表明，保持健康体重可能降低乳腺癌复发和继发癌症的风险，并延长寿命。体重过轻、超重和肥胖与乳腺癌复发风险增加有关。这些患者可能由于乳腺癌或其他原因生存率降低，相比之下，保持健康体重的人生存率更高。体重大幅增加也可能增加癌症复发的风险。

什么是健康体重

如果你认为自己需要调整体重，请先确定适合你的体重。以下3个因素会有帮助。

- 身体质量指数（BMI）：BMI考虑人的身高和体重，以确定体脂百分比是否健康。BMI在18.5~24.9被认为是健康范围。请记住，BMI是一个好但不完美的指标。例如，肌肉比脂肪重，因此如果肌肉发达且身体健康，那么你的BMI可能会较高，但没有额外的健康风险。
- 腰围：腰围是衡量腹部脂肪含量的有效方法。腹部脂肪过多与心脏病和其他相关疾病的风险增加有关，如高血压、高胆固醇和糖尿病。男性腰围超过102厘米，女性腰围超过89厘米，则健康风险增加。
- 医疗史：为了更全面地了解自己的体重状况，请与初诊医生进行交流。除了BMI和腰围，对医疗史的全面评估可以帮助确定是否可能从降低体重中受益。

设定 SMART 目标

逐渐地改善饮食和运动习惯，能够帮助你达到并保持健康的体重。随着时间的推移，这些习惯将成为你生活方式的一部分。

虽然这听起来很简单，但实践起来可能有些困难。这就是 SMART 目标发挥作用的地方。SMART 代表具体（Specific）、可衡量（Measurable）、可达到（Attainable）、相关（Relevant）和限时（Time-limited）。设定 SMART 目标意味着从小而合理的目标开始，制订实现每个目标的具体计划。

- 具体：明确说明想要实现什么目标、打算如何做以及何时实现。例如，不要只是说你将全面改善饮食，而是设定目标，例如将下午的含糖零食替换为一份新鲜水果。不要只是说你将进行更多的锻炼，而是设定每天早晨步行 15 分钟的目标。
- 可衡量：通过测量来跟踪你的进展。使用应用程序、日志或活动设备，记录你在饮食和体育活动方面所做的改变。记录你的成就可以帮助你看到自己的进步并保持动力。
- 可达到：为自己设定成功的可能性。制订一个现实、可行的目标，并确保你有足够的时间和资源来实现它。设定小的、短期的目标，能够使你在努力实现长期目标的过程中感受到成功的喜悦。

- 相关：设定对你来说有吸引力且有意义的目标，并且要符合你目前生活的状况。举例来说，如果你真的不喜欢慢跑，可以尝试徒步或游泳。
- 限时：为你的目标设定一个可以实现的截止日期，然后努力实现它。

请记住，形成新习惯需要时间，在途中你可能会遇到一些挫折。许多人在家人和朋友的支持下表现得更好。许多人喜欢健身房的社交氛围。与注册营养师或经认证的健身教练讨论减重目标可能会有所帮助。减重或运动计划有助于保持健康。

坚持运动

定期进行体育活动可能是人类所能找到的最接近延年益寿的方法了。坚持运动不仅有助于减重和保持体重，还能降低健康风险，包括癌症复发的风险，提高长期生存率。

这些好处在医学研究中得到了体现。例如，针对超过23 000名被诊断为乳腺癌的女性进行的10项关键研究，分析比较了她们的活动水平。与最不活跃的女性相比，那些在确诊后保持高度运动频率的女性乳腺癌死亡率降低了40%，任何原因死亡率降低了42%。

在较短期内，运动是改善整体健康且可能加速癌症治疗后康复的一种重要、有效的方法。坚持运动可以帮助：

- 减轻癌症治疗的副作用，如疲劳和失眠。
- 增强力量和耐力。
- 增加骨密度。
- 提升免疫力。
- 减轻焦虑和抑郁。
- 改善生活质量。

推荐做什么

美国癌症协会建议癌症患者避免久坐的生活方式，尽早合理地恢复正常活动。换句话说，少坐多动。

下一页的表格为癌症患者提供了体育活动指南。中等强度的活动包括快走、跳舞、划船、修剪草坪等活动，即在努力锻炼的同时能够进行交谈。而剧烈活动，如跑步、快速骑自行车、越野或滑雪，很难在运动时说出几个词。

开始行动

确保充分考虑到你的恢复情况以及你当前的健康状况。

体育锻炼对我来说一直很重要，自从被诊断出患有癌症以及年龄增长后，它变得更为重要。参与有意义的体育锻炼给了我释放思绪的机会，使我不必总是想着癌症。它还让我有机会与他人交流，这对我们的情感健康和幸福感来说是非常重要的。——患者L. K.

癌症幸存者每周运动计划指南
150~300 分钟的中等强度有氧运动
或者
75~150 分钟的剧烈有氧运动
或者
中等强度有氧运动和剧烈有氧运动相结合
同时
每年至少 2 次全身主要肌群力量训练

如果长时间不活动,或者要开始新的锻炼计划,请与医疗团队讨论你的计划并征求他们的意见。

在确认运动是安全的之后,要慢慢来。如果运动得太多、太快,可能会受伤或感到失望。最好慢慢开始,随着身体健身水平的提高,逐渐增加运动强度。记住,为成功做好准备。

如果你是体育锻炼的新手,考虑一下你可能喜欢的活动类型。也许是散步、跳舞,也许是和朋友一起去上瑜伽课。如果你不确定自己喜欢什么,可以尝试不同类型的运动。不要强迫自己做你不喜欢的事情。最好的运动是你觉得愉快、愿意去做并愿意持续去做的运动。

优先保持良好睡眠

对癌症患者来说，睡眠是一个重要的问题。许多人发现，在癌症治疗结束后的几个月甚至几年里，经常会感到疲倦和疲劳。缺乏活力通常源于癌症诊断带来的身体和心理影响以及癌症治疗的影响。睡眠可以帮助恢复能量。

讽刺的是，治疗后很难获得良好的睡眠。一项针对200名乳腺癌患者的研究发现，超过1/3的人经历了睡眠困扰，问题包括入睡困难、昏睡或早醒。

如果你有睡眠困扰，要知道治疗结束后时间越久，睡眠质量通常会越好。有时，工作、家庭和其他问题可能会使你休息不够。尽力而为，优质的睡眠可以使生活各方面变好。以下是一些能够帮助你安然入睡的方法。

创造宁静环境

保持房间凉爽、昏暗和安静。晚上暴露在光线下可能会更难入睡。可以考虑使用遮光窗帘、耳塞或白噪声机来营造宁静的环境。

遵循固定的睡眠时间表

每天都在同一时间上床睡觉和起床，包括周末。保持一致性有助于强化身体的睡眠－苏醒周期。

在睡前放松

避免在临睡前长时间使用发光的电子屏幕，比如手机、平板电脑或电视。在临睡前进行安静的活动，比如洗澡、读书或冥想，可能有助于促进更好的睡眠。

不要在床上躺着醒着

如果上床后大约 20 分钟内无法入睡，离开卧室并做一些放松的事情，如阅读或听轻柔的音乐。在感到疲倦时回到床上。根据需要重复，但要继续保持你的睡眠时间和起床时间。

限制白天的小睡

白天长时间的睡眠可能会干扰夜间睡眠。尽量将小睡时间限制在 1 小时以内，并避免在一天中的晚些时候小睡。

保持锻炼

定期的体育锻炼可以促进更好的睡眠，但要避免在睡前过量运动，因为短期内的活动可能会产生刺激作用。

管理忧虑

在临睡前花时间进行精神和情感上的放松。如果你一天下来很忙碌，压力管理可以帮助你放松。写下萦绕在你心头的事情，然后把它留到明天处理。从基础开始，比如整理并设定优先级和分派任务。放松练习,比如引导想象或冥想,可以帮助缓解焦虑。有些人发现,在一天结束时想想他们感激的事物会很有帮助。

寻求治疗

如果你经常睡不好觉,请联系初诊保健医生。诊断和治疗失眠的潜在原因可以帮助你获得更好的睡眠。要了解慢性睡眠问题的推荐治疗方法,请参阅第 56 页。

不要吸烟或吸电子烟

吸烟或使用其他形式烟草制品的乳腺癌患者比不使用烟草制品的人过早死亡的风险更高。最近的一项研究针对 54 000 多名被诊断患有乳腺癌的女性进行了调查,她们被分为吸烟者、戒烟者和从未吸烟者三类。研究发现,吸烟的女性癌症相关死亡率显著高于从未吸烟或戒烟的女性,此外,吸烟的女性其他原因导致的死亡率也更高。

戒烟可以大幅提高长期生存率。因此,美国癌症协会和美国临床肿瘤学会乳腺癌协会建议当前吸烟的乳腺癌患者戒烟。

寻求戒烟帮助

如果你曾经试过戒烟但没有太大成效,或者想戒烟但不知道从哪里开始，你并不孤单。戒烟可能很困难，尤其是在没有帮助的情况下。事实上，大多数人在成功戒烟之前经历了多次尝试。你可能需要多次尝试，但请相信自己，你可以做到。

大量免费的信息和建议可用于帮助戒烟。可信赖的资源包括：

- 美国癌症协会。
- 美国疾病控制与预防中心。
- 由美国国家癌症研究所主办的网站 www.smokefree.gov。

这些组织在线提供详细信息。美国疾病控制与预防中心还提供免费的电话指导。如果你倾向短信方式，美国国家癌症研究所可通过其 SmokefreeTXT 计划提供短信支持，你可以在 www.smokefree.gov 上找到它。另外，各种智能手机应用程序也旨在帮助吸烟者戒烟。

其他有价值的支持来源可能包括：

- 家人。
- 朋友。
- 医疗团队成员。
- 心理咨询师。
- 互助团体。

考虑使用戒烟产品

美国食品药品监督管理局批准的几种戒烟产品可以极大增加成功戒烟的概率。这些产品可以帮助减轻尼古丁成瘾和戒断症状，从而实现永久戒烟。一些人把吸电子烟作为替代吸烟的方式。然而，电子烟并不是烟草的安全替代品，研究表明它对心脏和肺部有害。

戒烟产品主要分为以下两大类。

- 尼古丁替代产品：包括贴片、口香糖、含片、喷雾剂和吸入剂。虽然一些产品不需要处方，但最好在尝试使用之前向医疗团队成员咨询。
- 处方药物：安非他酮和伐伦克林是两种不含尼古丁的处方药物。

避免饮酒

关于酒精和癌症复发之间的联系的研究仍在进行中。目前看来，似乎避免饮酒可以降低癌症复发的风险。

针对乳腺癌患者的研究结果有些不一致。一些研究未能显示饮酒与乳腺癌复发之间存在关联。然而，许多其他研究表明，饮酒增加了乳腺癌复发或出现新发乳腺癌的风险。对于绝经后、肥胖或被诊断为雌激素受体阳性肿瘤的乳腺癌患者，饮酒风险可能尤其高，但这还需要进行更多研究。

美国癌症协会建议有癌症病史的人避免饮酒。如果选择饮酒，请记住以下限制：
- 女性每天不超过 1 杯。
- 男性每天不超过 2 杯。

1 杯酒的含量如下。
啤酒：12 液体盎司（355 毫升）。
葡萄酒：5 液体盎司（148 毫升）。
蒸馏酒精饮料（酒精含量为 40%）：1.5 液体盎司（44 毫升）。

定期进行健康筛查

肿瘤随访可能是患者在癌症治疗结束后的首要考虑事项，但请不要忽视重要的预防性健康筛查。

癌症筛查

建议非遗传性的乳腺癌患者接受与普通人群相同的癌症筛查，包括如下内容。

宫颈癌

如果未行宫颈切除且年龄在 21~29 岁，请每 3 年进行一次宫颈涂片检查。年龄在 30~65 岁的，请每 3 年进行一次宫颈涂片检查，每 5 年进行一次高危型人乳头状瘤病毒（hrHPV）检测，或者每 5 年同时进行宫颈涂片检查和高危型人乳头状瘤病毒检测。

结直肠癌

对于年龄在 45~75 岁、结直肠癌患病风险处于平均水平的人群，建议进行结直肠癌筛查。在某些情况下，筛查的建议年龄上限可能会推到 85 岁左右。筛查方式包括结肠镜检查、大便检查、柔性乙状结肠镜检查或仿真结肠镜检查，也称为 CT 结肠造影。筛查的频率取决于患病风险水平和所采用的筛查类型。请与初诊保健团队讨论适合你的结直肠癌筛查方法。

肺癌

如果你目前吸烟或在过去 15 年内吸过烟，并且每年吸烟量达到 20 包或以上，应每年进行低剂量 CT 扫描。

常规健康筛查

乳腺癌患者应该接受与普通人群相同的常规体检，以定期筛查：

- 高血压。
- 糖尿病。
- 高胆固醇。

与治疗相关的筛查

乳腺癌的某些治疗可能会影响骨骼和心脏健康。根据治疗方案和其他因素，医疗团队成员可能会监测患者是否患有

正在接受辅助内分泌治疗的男性是否应该进行骨密度检查

目前尚不清楚内分泌治疗对男性的骨密度有何影响。因此，很难确定是否需要进行骨密度检查。Mayo Clinic 的专家建议：

- 对于50岁以上的男性，建议每天服用钙补充剂（每天1200毫克）和维生素 D_3 [800~1000 国际单位（IU）]。
- 询问医疗团队是否应使用骨折风险评估工具（FRAX 评分），以帮助确定在辅助内分泌治疗期间是否需要进行双能 X 线吸收法检查。

骨质疏松症或心脏病。

骨质疏松症

乳腺癌及其治疗可能会影响骨细胞，抑制骨形成或引起骨质流失，从而增加患骨质疏松症的风险。

因此，随访护理的一部分可能涉及对骨质疏松症的监测。如果满足以下任何条件，初级保健医生可能会建议进行双能 X 线吸收法检查，然后每 1~2 年重复一次该项检查：

- 已经绝经。
- 正在服用芳香化酶抑制剂。

- 处于绝经前期且正在服用他莫昔芬、内分泌抑制剂或两者兼而有之。
- 因癌症治疗而提前绝经。

心血管疾病

一些用于癌症治疗的传统化疗药物可能会增加患心脏疾病的风险。放疗和新型靶向治疗药物也可能导致心脏问题。

在癌症治疗后是否存在心脏相关风险，取决于心脏健康状况和所接受的具体药物治疗。如果有心血管疾病的其他风险因素，包括吸烟、高血压、糖尿病、高胆固醇或肥胖，则存在心脏问题的风险更高。如果接受过以下任何治疗，应在乳腺癌治疗后6~12个月接受筛查：

- 蒽环类化疗药物（最常见的是阿霉素）。
- 大剂量放疗。
- 在涉及心脏的区域接受过低剂量放疗。
- 曲妥珠单抗（trastuzumab）、帕妥珠单抗（pertuzumab）或其他人表皮生长因子受体-2（HER2）导向治疗。

如果符合以下任何因素，也可能建议进行筛查：
- 在接受癌症治疗时年满60岁及以上。
- 在治疗之前或治疗期间曾出现过心脏问题，如心脏瓣膜病或心脏病发作。
- 目前有心脏问题的体征和症状。

超声心动图是用于筛查心脏问题的黄金标准工具。它利用超声波产生心脏的图像。

肿瘤学家和心脏科医生（也称为心脏病学家），有时会合作共同为在癌症治疗期间和之后可能有心脏问题风险的人提供护理。这个医学领域有时被称为心脏肿瘤学。

最大化健康效益

在癌症治疗结束后，保持健康的生活习惯有额外的好处：可以提高生活质量，降低癌症复发的风险，并让人更长寿。

第四章

持续或远期副作用

癌症治疗可以挽救生命或延长寿命，但也可能引起副作用，其中一些副作用可能在早期乳腺癌治疗结束后持续存在或很久后出现。如果正在接受额外的治疗以降低癌症复发的风险或治疗任何残留的癌症，也称为残余癌，那么这种治疗也可能产生副作用。

诸如疼痛、情绪低落、疲劳或潮热等症状可能会随着时间的推移而持续存在或加重。你可能会感到失望和沮丧，因为持续存在的副作用影响着你的日常生活。或者你可能会告诉自己："这只是为了活着付出的一点代价，我能应对的。"

你已经走到了这一步，这值得庆幸。但如果持续存在的副作用影响了你的生活，请勇敢说出来。与医疗团队成员交谈，或许可以找到缓解症状的治疗方案。本章将介绍相关副作用及其缓解方式，涵盖了与癌症相关的诸多副作用，以及通过研究证实的疗法和生活方式干预措施以治疗相关副作用。

常见的一般性副作用

每种癌症的治疗方式,包括手术、放疗、药物治疗,对身体的影响各不相同,但某些副作用在各种治疗方式中都很常见。

疲劳

询问接受过乳腺癌治疗的人哪种副作用最困扰他们,许多人会说是疲劳。在治疗结束后的前几个月甚至几年内,经历一定程度的持续疲劳是很普遍的。对一些人来说,疲劳可能会妨碍日常活动,包括工作和与家人朋友共度时光。

癌症治疗和罹患癌症本身都可能导致体力下降。疲劳也可能是癌症对身体和情感产生影响的一种反应。幸运的是,在大多数情况下,体力会随着时间的推移而恢复。

如何治疗

如果疲劳影响到你做喜欢的事情,请与初级保健医生交谈,他可以检查导致疲劳的医学原因并判断是否需要治疗。此外,以下方法可以帮助你减轻或缓解疲劳。

体育活动:研究表明,增加活动可能是减轻疲劳的最佳途径之一。当你感到疲劳时,进行锻炼可能听起来是你最不想做的事情,所以要慢慢来。将目标设定为简单地增加活动量,如走到信箱处或街区的尽头再返回。然后,逐渐将锻炼时间增加到 30 分钟,例如快走、骑自行车或游泳,这些活动至少会让你略感气喘，每周进行 5 天。如果你最近没有进行过体育锻炼，请在开始更有活力的活动计划之前咨询医疗团队成员，以确保安全。

心理治疗：消极的思维和情绪可能消耗你的能量，让你感到疲劳。与心理治疗师交谈可能会帮助你学会用更现实或积极的态度取代过于消极的思维。

综合治疗：一些癌症幸存者报告称，针灸、按摩和正念训练等治疗方法有助于缓解疲劳症状。一些小型研究表明，含有人参的保健品可以减轻疲劳。如果你有兴趣尝试保健品，请咨询医疗团队，因为人参和其他保健品也可能带来风险，例如与某些药物相互干扰。

药物治疗：有些药物可用于治疗导致疲劳的根本原因。例如，如果感到抑郁，有一些药物可以帮助减轻抑郁症状并提高幸福感。如果正在经历慢性疼痛，某些药物对缓解疼痛非常有帮助，这反过来可以在很大程度上减轻疲劳。但某些镇痛药可能会加重疲劳，因此请与医疗团队讨论，以达到适当的平衡。

失眠

良好的睡眠是让自己感觉更好和更有活力的重要组成部分。对一些癌症幸存者来说，想要实现这种有益的休息可能很难。

失眠是一种常见的睡眠问题，可能导致入睡困难、难以你是自己健康的倡导者。如果你有任何地方不清楚，不要害怕提问。如果药物给你带来了副作用，请直言不讳地说出来。询问有关选择和替代方案的信息。不要让医务人员把你当成他人一样对待。你是一个独立的个体。——患者 L. M.

保持睡眠状态或两者兼而有之。失眠的人可能在醒来时感到昏昏沉沉和疲惫不堪。失眠可能影响人的精力和心情，更不用说工作表现、生活质量和整体健康了。许多人在被诊断出患有癌症之前就已经存在睡眠不佳的问题了。

焦虑、抑郁、慢性疼痛以及因医疗原因引起的更年期症状，如潮热，也可能影响睡眠质量。

如何治疗

有多种疗法可以帮助改善睡眠。提高睡眠质量的最佳方法之一是建立和保持健康的睡眠习惯（详见第 43~45 页）。养成这些习惯将有助于成功尝试其他睡眠疗法。

认知行为疗法：认知行为疗法是大多数慢性失眠患者的首选治疗方法。该疗法是一个结构化的计划，通常需要进行 4~8 个疗程，由睡眠专家指导，尽管也有一些手机应用程序可以帮助人们自己进行该疗法。如果选择由专家指导，不论是以面对面还是在线的形式进行，专家都将教你认识影响你入睡能力的相关因素，并帮你做出改变。你还将学习如何养成良好的睡眠习惯，并避免那些影响睡眠的行为。

许多研究已经证明了该疗法在缓解失眠方面的有效性。

与药物不同，该疗法解决了失眠的根本原因，而不仅仅是缓解症状，在许多情况下，它比药物更为有效。

治疗潜在问题：如果焦虑、抑郁、疼痛或潮热影响到睡眠，治疗这些问题可能会有所帮助。请参阅第 61~64 页了解有关治疗焦虑和抑郁的更多信息，第 70~71 页了解减轻疼痛的信息，第 77~78 页了解缓解更年期症状的信息。

综合治疗：针灸、按摩和正念练习，如冥想，可能有助于改善睡眠质量。

药物治疗：通常，安眠药被用于治疗偶尔的失眠，例如由时差引起的失眠。对于慢性失眠，安眠药被认为是最后的治疗手段，不建议长期使用。一般来说，通过生活方式的改变或认知行为疗法来改善与睡眠相关的习惯更为可取。以下是医疗团队成员可能推荐的一些临时解决方案。

- 非处方安眠药：非处方安眠药可能含有抗组胺成分，使人感到昏昏欲睡，但它们并不适于常规使用。它们可能会加重不安腿综合征的症状，这是一种让人感觉需要活动腿部的情况，它本身可能会干扰睡眠。在使用这些药物之前，请向初级保健医生进行咨询，因为抗组胺药物在老年人中可能会引起其他更为严重的副作用。

- 保健品和植物产品：为了更好地入睡，有些人会转向使用保健品、茶和提取物。尽管这些产品中的大多数被认为是安全的，但关于其有效性的证据有限。其中一种经过充分研究、与睡眠相关的保健品是褪黑素。研究表明，褪黑素可能有助于人更快入睡，但它可能无法帮助保持睡眠状态。在服用任何新的保健品之前，请咨询医疗团队成员。
- 处方药物：偶尔，在特别困难的时期，短期使用处方安眠药可能会帮助人渡过难关。然而，由于其副作用，不建议长期或定期使用处方安眠药。事实上，定期使用这些药物会使人更难自然入睡。

体重和食欲的变化

癌症治疗通常会影响体重。在某些情况下，它可能会导致非预期的体重增加，或者它可以通过抑制食欲导致体重减轻。压力、焦虑或抑郁也可能影响食欲。

可以采取的措施

与初级保健医生或营养师讨论你对体重的担忧。这些专业人员可以帮助你制订目标和策略，以达到健康的体重。以下建议也可能有帮助。

如果你的目标是增重，可采取如下措施。
- 专注于自己喜欢的食物：为了激发食欲，选择在治疗前进食自己喜欢的食物。
- 全天少食多餐：你可能会发现这比限制自己在常规进餐时间进食更有效。

- 保持活跃：如在用餐前短暂散步。
- 增加肌肉：如果你体重减轻的部分原因是肌肉减少，力量训练可以帮助重新增肌。

如果你试图减轻体重，可采取如下措施。
- 对自己富有耐心：在治疗期间增加的体重可能需要花费一段时间来减去。争取逐步减重，比如每月减轻1千克，相当于每年减轻12千克，这是相当可观的体重减轻量。
- 专注于健康习惯：尝试将锻炼融入日常生活并保持健康的饮食习惯。这些习惯可能还有助于降低癌症复发的风险。第二章提供了关于癌症治疗后体育活动和饮食的具体建议，以促进身体健康。
- 不要独自行动：尽管增加运动和健康饮食的建议听起来很简单，但要付诸实践可能具有挑战性，尤其是在这些对你来说是新习惯的情况下。你不必独自努力，可以与医疗团队成员或营养师交谈，寻求家人和朋友的支持，或者考虑参加减重或锻炼项目。

认知变化

你是否觉得自己的头脑不如患癌之前灵活？这可能并非想象。一些乳腺癌幸存者报告称，治疗后出现了记忆力、注意力或思维力减退等问题。他们表示在学习新事物、同时处理多项任务或记住常用词语方面更加困难。有时这个现象被称为"脑雾"或"化疗脑",尽管认知变化也可能是由于确诊癌症带来的压力、与癌症相关的手术,或者是化疗之外的各种抗肿瘤治疗手段引起的。疲劳、失眠、疼痛和抑郁通常会使问题变得更严重。

可以采取的措施

如果你对正在经历的认知变化感到担忧,请与初级保健医生交谈。你可能会接受评估以确定症状的潜在原因。在许多情况下,认知方面的副作用会随着时间的推移而自行改善。但是,有一些简单的方法可以帮助减轻精神混沌感并提高思维敏捷度。

锻炼身体:有氧运动,如步行、徒步和其他体育活动,有助于提升大脑功能。

制订计划:利用线下或线上的计划软件、便签提醒条或手机上的电子提醒来执行计划。在制订计划时,在自己精力和注意力最集中的时间段安排具有挑战性的任务。

锻炼大脑:通过做脑力拼图、玩文字游戏、上课或学习新语言等方式来锻炼大脑。

探索综合疗法:综合疗法,如冥想和其他基于正念的策略,可能有助于改善认知能力。有关综合疗法的更多信息,请参阅第八章。

询问认知康复疗法:一些机构提供认知康复疗法,包括Mayo Clinic。认知康复治疗师能够帮助你提高思维能力,

> **综合医学是什么**
>
> 综合医学是指传统上不属于常规医学范畴的健康护理实践。在许多情况下,随着支持其安全性和有效性的证据不断增加,这些疗法正与传统医学结合使用。如果想了解更多信息,请参阅第八章,该章介绍了各种综合疗法。

并让你在日常生活和职业生涯中取得最大的成功。

焦虑和抑郁

许多人在癌症治疗结束后的几周和几个月内会感到悲伤、愤怒或对癌症复发充满恐惧。随着时间的推移,这些情绪通常会减轻。但有时它们会加重,发展成焦虑、抑郁或两者兼而有之。

如果心理健康状况影响到你的生活或工作,请联系初级保健医生或心理健康专家寻求帮助。家庭、朋友和宗教信仰的支持也可能非常有帮助。

如何治疗

治疗方法视症状的严重程度而定,你可能会从以下一个或多个选择中受益。

自我护理:将心理健康放在首位,关注以下基础方面——锻炼身体、保持健康的饮食习惯、保证足够的睡眠、

> 我一直能够通过信仰和祷告的力量来应对情绪的波动。我还发现找到一位优秀的心理学家或心理咨询师十分有帮助。与之讨论在接受癌症诊断时所经历的情绪大起大落,让我感到非常舒适。——患者 L. K.

与家人和朋友共度时光。这些简单的策略可能是提升情绪的有效方法。

心理疗法:有时被称为谈话疗法,心理疗法是治疗焦虑和抑郁的有效手段。认知行为疗法和基于正念的方法是可能改善症状的两种选择。如果可能的话,请选择一位有癌症幸存者相关工作经验的心理治疗师。肿瘤医疗团队能够为你提供建议。

药物治疗:如果症状持续存在,医生可能会开具抗抑郁药或其他药物来缓解症状,通常与心理疗法结合使用。

局部或区域治疗的副作用

癌症疗法,如手术和放疗,用于治疗特定的身体部位或区域。这些治疗可能会导致一些较长期的副作用。

瘢痕

所有手术都会在身体上留下瘢痕。一些癌症幸存者以骄傲的心情看待他们的瘢痕,将其视为战胜困难的标志。但瘢

抑郁症的预警信号

如果每天大部分时间都有以下部分或全部症状，则可能患有抑郁症：

- 感到悲伤、想哭、空虚或绝望。
- 愤怒发作、易怒，或因小事而感到沮丧。
- 对大多数或所有正常活动失去兴趣或乐趣。
- 包括失眠或睡眠过多在内的睡眠障碍。
- 疲劳和缺乏精力。
- 食欲降低、体重减轻，或食欲增加、体重增加。
- 焦虑、烦躁或坐立不安。
- 思维、言语或身体活动减缓。
- 自我价值感降低、感到内疚、过度专注于过去的失败或自责。
- 在思考、集中注意力、做决定和记忆方面出现困难。
- 经常或反复思考死亡、有自杀的想法或自杀企图。
- 无法解释的身体问题，如胃痛或头痛。

痕也可能是那段不想记起的痛苦时期的标记，可能会影响患者对自己身体的感觉。有时，瘢痕可能会限制活动，并干扰日常生活。

焦虑的预警信号

常见的焦虑症状包括：

- 持续6个月或更长时间的过度担忧，且几乎每天都如此。
- 胡思乱想。
- 焦躁不安。
- 疲劳。
- 难以集中注意力。
- 易怒。
- 肌肉紧张。
- 睡眠障碍，难以入睡或难以保持睡眠状态。
- 在工作或社交场合中感到困扰或无法正常工作。
- 身体问题，如颤抖、心跳加快、胸闷或呼吸急促。

如何治疗

大多数瘢痕随着时间的推移会自行淡化，但也可以采取措施来减轻瘢痕。

生活方式方面的措施：以下这些简单的方法可能有助于淡化瘢痕。

- 遵循术后的伤口护理指导。
- 通过涂抹一层薄薄的凡士林来保持伤口湿润。

- 缓慢按摩瘢痕（在获得外科医生批准后）。
- 术后通过衣物覆盖或使用防晒霜来避免瘢痕暴露在阳光下。
- 穿着支撑型文胸。

医学治疗：偶尔，瘢痕可能不会淡化，或者在愈合后可能会导致不适。极少数情况下，可能会建议使用以下一种或多种治疗方法来处理特定类型的瘢痕。

- 皮质类固醇霜以缓解瘙痒。
- 硅凝胶以使瘢痕变平。
- 注射肾上腺皮质激素或其他类固醇以减小瘢痕厚度。
- 液氮（冷冻疗法）冷冻瘢痕以减轻或去除瘢痕。
- 激光治疗以使瘢痕变平。
- 低剂量放疗以缩小或去除瘢痕。
- 手术去除瘢痕并尝试使新瘢痕看起来更好。

其中一些治疗方法可能会带来副作用，或者可能不如期望的那么成功。请务必与肿瘤科医生或外科医生交流，确定特定治疗是否有益。

淋巴水肿

淋巴水肿是由体内富含蛋白质的液体积聚引起的肿胀，这些液体通常通过身体的淋巴系统排出。涉及淋巴结的手术或放疗有时可能会导致淋巴水肿。肿胀通常会出现在接受乳腺癌治疗的一侧手臂上。手腕或手部也可能受到影响。此

> 在接受了乳腺切除手术后,我选择了"平胸",而且我喜欢平坦的感觉。不需要穿文胸,不需要假体,也没有衣物搭配的烦恼。我不再感到不好意思,尽管在刚开始的夏天可能会有些不适应。在海水中或炎热的天气里,瘢痕仍然会有灼烧感,但为了健康考虑,平坦的胸部对我来说不失为一个好的选择。我没有伴侣,但我理解那些有伴侣的人在选择平胸时可能会经历更多情绪波动。——患者 P. W.

外,肿胀还可能发生在治疗过的胸部和乳房区域。

除了肿胀,患者可能还会经历淋巴水肿的其他症状,如肩膀或手臂的活动障碍或灵活性下降,皮肤也可能变硬和变厚。淋巴水肿的症状可能引起不适,影响活动,并影响患者对自己外貌的感受。

如果接受了乳腺手术,手术后可能会出现轻微的肿胀,通常几周内消失。如果手臂、手部或乳房区域持续肿胀,则可能患有淋巴水肿。该病症的另一个迹象是,手术或放疗的一侧在几周或几年后出现新的症状。

大多数乳腺癌幸存者在手术或放疗后的前3年内出现淋巴水肿。运动似乎有助于预防淋巴水肿,因此不要害怕进行力量训练、有氧运动,或者参与园艺、木工或骑马这样的活动。没有可靠的证据表明限制体育活动可以降低淋巴水肿风险。

了解淋巴水肿的早期征兆是很有好处的,因为这些征兆通常在肿胀发生之前出现。早期症状包括：

- 疼痛。
- 刺痛感。
- 麻木。
- 饱胀感或沉重感。

如果出现以上症状中的任何一种，请与医疗团队或初级保健医生联系，以便评估淋巴水肿情况。早期干预是关键。及早控制病情，更容易控制淋巴水肿。通过积极应对，你将能够更好地参与自己喜欢的所有活动。如果忽视，病情可能会变得更糟，更难控制。

如何治疗

目前没有已知有效的治疗淋巴水肿的药物，但可以采取一些措施来减轻病情的严重程度并继续享受积极的生活方式。

家庭治疗：如患有淋巴水肿，请尝试以下建议。

- 身体活动：有氧运动和力量训练等锻炼可能有助于减轻淋巴水肿的症状。保持活跃可以让你继续进行喜爱的活动。
- 压迫疗法：佩戴压迫绷带、袖套或文胸可能有助于促使滞留的淋巴液流动，减轻肿胀。
- 保湿：使用保湿霜，尤其是在冬季，以防止皮肤干燥和开裂。
- 避免受伤：手部容易受到割伤和擦伤，这些伤口通常会被忽视。如患有淋巴水肿，皮肤上的这些小伤口容易引起感染。对受影响的手臂而言，割伤、擦伤和烧伤也可能引起感染。保护自己免受锐利物体的伤害。例如，可以使用电动剃须刀刮脸，或者在进行可能导致小伤口的活动时戴手套，比如园艺或木工。
- 宽松的衣物：为了预防肿胀，避免穿着束缚受影响手臂的衣物，或佩戴束缚手部的首饰。

物理治疗：初级保健医生或专业的淋巴水肿治疗师可能会推荐一些减轻肿胀的技巧。常见的建议如下。
- 淋巴按摩：淋巴水肿治疗师可能会使用类似按摩的技术，将滞留在肿胀区域的液体推向功能正常的淋巴管区域。这个过程会刺激液体排出的替代路径。
- 锻炼：淋巴水肿治疗师可能会推荐特定的锻炼，帮助将过多的液体从肿胀的区域移出，增加关节的活动度。
- 压力设备：治疗师还可能建议在手臂上佩戴一种定制的间断性压力设备，该设备通过充气和放气，将淋巴液沿手臂向上移动，使之远离手指。

手术治疗：如果家庭治疗和物理治疗不起作用，可能会考虑手术治疗。手术也可能是治疗严重淋巴水肿的手段。有以下几种手术可供选择。
- 从身体的健康区域移植淋巴结到受影响的手臂。
- 在淋巴网络中创建新的通路，以排出积聚的液体。

- 去除硬化组织，改善手臂功能。

受限制的肩膀和手臂活动

乳腺癌手术后，肩膀和手臂会出现疼痛和紧张感，这是常见的副作用。放疗也可能导致这个问题，并导致活动范围受限。康复的目标是恢复到完整的活动范围并可以正常活动。

手术后 6 周内，许多人都可以将双臂直直地举过头顶。偶尔，活动范围受限的问题会持续更长时间。对一些人来说，手臂和肩膀的僵硬感可能在手术后 3~12 个月内才出现。如果还接受了放疗，尤其是在接受治疗之前活动范围已经受限，这种情况更有可能发生。术后手臂和肩膀缺乏活动也可能增加这种风险。

可以采取的措施

如果接受了乳腺癌手术，请与外科医生或肿瘤医疗团队讨论应该进行哪些活动以及何时开始。医疗团队可能会建议在手术后不久就开始进行轻柔的手臂和肩部锻炼。这些运动将会增加你的活动范围，以保持手臂功能，同时鼓励你在放疗期间和放疗后继续运动。

手臂和肩部锻炼可以帮助你更快地恢复正常活动。这一康复期可能需要一段时间，需要慢慢来，并在身体允许的条件下逐渐增加活动量。理想情况下，你将能够恢复手术前所有的活动，并很有可能培养出一些新的爱好。

淋巴水肿感染的风险

淋巴结手术并不会影响整体免疫功能和抗感染能力，即使出现淋巴水肿也不例外。但是，淋巴水肿处的感染风险会增加。如果该部位曾经发生过感染，医生可能会开具一些抗生素以备不时之需。这样一旦出现感染症状，就可以立即服用抗生素进行治疗。

如果疼痛和僵硬持续影响你的生活，请与医疗团队成员讨论。此时可能需要职业理疗师的介入，以帮助恢复活动范围和灵活性。

患侧乳房区域出现的疼痛与不适感

做完手术后，疼痛往往是不可避免的，通常会在短期内自行消失。但对于一部分乳腺癌患者，手术部位的轻度疼痛或不适感会在术后数月内持续存在。

乳腺癌手术需要切断乳房中的部分神经。在极少数情况下，这会导致胸壁、腋下或手臂出现持续性疼痛或不适。这种情况被称为乳房切除术后疼痛综合征。最常见的副作用包括：

· 灼烧感、阵发性疼痛。
· 刺痛或针刺感。

- 感觉丧失或麻木感。

如何治疗

你不必忍受乳房切除术后的疼痛或不适，可以通过治疗来减轻或消除症状。

物理治疗：在理疗师的指导下，增加活动量和活动范围，以缓解症状，并恢复你喜欢的活动。

针灸、按摩疗法和生物反馈疗法：这些疗法通常与物理疗法同时进行，有助于缓解症状。

药物治疗：非处方镇痛药可有效缓解轻微症状。对于较严重的疼痛，抗抑郁药和抗癫痫药等处方药可减轻不适症状。但阿片类等其他处方镇痛药通常不建议用于治疗慢性疼痛。

局部治疗：一些药膏和凝胶含有能缓解疼痛的成分，如辣椒素。

非手术治疗：对于某些类型的疼痛，如神经痛或治疗部位的高触痛点（触发点），非手术治疗可能会使症状有所改善。医疗团队可能会建议注射镇痛药。射频消融术也是一种选择，这种治疗方法通过将无线电波产生的热量作用于特定的神经，暂时阻断其传递疼痛信号的能力。

手术治疗：医生可能会建议通过手术切除疼痛的神经组织或修复疼痛的手术瘢痕。

系统治疗的副作用

系统治疗是指口服或静脉注射治疗癌症的药物。这些药物通过血液循环到达全身。化疗、内分泌疗法、HER2靶向疗法和免疫疗法都属于系统治疗,它们都有各自的副作用。

神经病变

一些化疗药物,如紫杉醇、多西他赛和卡铂,会造成神经损伤,也称为神经病变。化疗引起的神经病变通常会导致麻木和疼痛,通常发生在手部和足部。人们通常将这种疼痛描述为刺痛感或烧灼感。

如何治疗

治疗的目的是缓解神经病变。医疗团队可能会建议采取以下一种或多种方案。

家庭治疗:控制周围神经病变并减轻疼痛,包括以下建议。

- 足部护理:定期检查有无水疱、伤口或老茧,穿柔软、宽松的棉袜,垫软垫鞋。
- 定期运动:例如每周3次步行。
- 戒烟:吸烟会影响血液循环,增加足部问题以及其他神经病变并发症的风险。
- 健康饮食:确保获得必需的维生素和矿物质。在饮食

乳房幻痛

有些乳腺癌患者在接受了乳房切除术后，会感觉到患侧有异样的感觉，即幻乳综合征。常见的感觉包括：

- 疼痛。
- 抽动。
- 压力感。
- 刺痛。
- 瘙痒。

通常先使用药物以暂时减轻幻痛，随后可能会增加非侵入性疗法，如针灸和心理治疗。更具侵入性的选择包括注射或植入装置。只有在万不得已的情况下才进行手术。

中加入水果、蔬菜、全谷物和瘦肉蛋白。

- 避免过量饮酒：酒精会加重周围神经病变。

综合治疗：一些辅助方法，比如针灸，可能会有助于改善神经病变。在进行任何综合治疗之前，记得咨询医疗团队。

药物治疗：根据疼痛的严重程度，医生可能会建议使用药物来缓解疼痛。度洛西汀是一种抗抑郁药，已被证明对部分神经病变患者有所帮助。

第四章　持续或远期副作用　73

当乳房手术出现计划外的状况

大多数接受乳房重建或保乳手术的女性对手术效果感到满意。但有时手术会导致：

- 植入物出现问题，如破裂、渗漏或泄气。
- 形成瘢痕组织，进而压迫植入物和乳房组织，使其变得坚硬、不自然。
- 缺乏血液供应，导致部分或全部组织瓣、皮肤或脂肪坏死。
- 极低概率发生与乳房植入物有关的罕见癌症。

如遇到任何与手术有关的问题，请与外科医生联系。治疗这些并发症可能需要进行额外的手术。

肌肉和关节疼痛

某些类型的化疗、内分泌治疗和免疫治疗会导致肌肉或关节疼痛。在治疗结束后，疼痛通常会自行缓解。但在某些情况下，疼痛持续时间较长，或在治疗后数月或数年才出现。

肌肉疼痛有时会伴有肌无力和痉挛。如果你关节疼痛，可能会感到关节肿胀、触痛或发热。疼痛或不适感会在休息时加重，在活动时好转。

如何治疗

肌肉或关节疼痛的治疗通常取决于其严重程度。在家自我护理通常是一个好的开始。

自我护理：对于轻度疼痛，医生可能会建议以下居家治疗策略。

- 非处方镇痛药。
- 冰袋。
- 加热垫或温水浴。
- 按摩。

物理治疗：物理治疗对某些类型的肌肉或关节疼痛有帮助。运动可以轻柔地拉伸并强化肌肉和关节，从而改善症状。

综合治疗：某些治疗方法，如针灸或治疗性按摩，可能会缓解疼痛。

药物治疗：如果持续疼痛或出现严重疼痛，医生可能会给出如下建议。

乳腺癌治疗给我带来了神经病变、骨质疏松症、潮热、心脏瓣膜损伤以及乳房不适。我想方设法应对这些挑战，不让它们拖累我。我穿刺激性较小的棉质胸罩，晚上冰敷双脚。如果感到气喘吁吁，我会立刻休息。我还停止了马术训练，以尽量降低骨折的风险。随着时间的推移，我很确定自己越来越能自如地应对这些挑战了。——患者C.

- 类固醇药物，又称皮质类固醇。
- 抗抑郁药或抗癫痫药。
- 肌肉松弛药。

更年期症状和性征变化

如果你还未绝经，化疗会导致月经停止，从而出现更年期症状。无论是否绝经，内分泌治疗都会导致更年期症状，因为内分泌治疗药物会阻断体内的雌激素受体或抑制体内雌激素的合成。可能出现的症状有：

- 月经不调或停经。
- 潮热。
- 阴道症状，如阴道干涩导致的灼痛或瘙痒，或性交时疼痛。
- 憋尿问题或尿路问题。
- 疲劳和睡眠问题。
- 记忆力减退和其他心理问题，如抑郁、情绪易波动和易怒。
- 身体发生变化，如肌肉减少、脂肪增多，或皮肤变薄和失去弹性。
- 对性的兴趣和乐趣减少（更多信息请参见第九章）。

随着时间的推移，一些在癌症确诊前处于未绝经期的女性月经会再次来潮。一般来说，比起年轻的女性，40~50岁的女性更可能由于癌症的治疗而绝经。

> **我无法忍受内分泌治疗的副作用，该怎么办**
>
> 对于大多数激素受体阳性的乳腺癌患者，医生会建议进行 5~10 年的辅助内分泌治疗，以降低乳房或身体其他部位癌症复发的风险。但对有些人来说，内分泌治疗的副作用会让他们无法想象长年服用药物的场景。
>
> 辅助内分泌治疗确实有助于降低乳腺癌复发的风险。如果出现明显的副作用，请与医疗团队沟通。许多症状都可以通过调整或更换药物以及增加支持性疗法来控制。

如何治疗

治疗的重点是缓解更年期的症状和体征。

自我护理：有些人能够通过采取以下生活方式来缓解症状。

- 及时降温：选择容易穿脱的衣服。当潮热感出现时，喝杯冷水，在脖子上敷一条凉毛巾，或者去凉快的地方。
- 找出触发因素：热饮、咖啡因、辛辣食物、酒精、压力、炎热天气，甚至温暖的房间，都可能引发潮热。
- 练习放松技巧：深呼吸、引导想象、按摩和渐进式肌肉放松，可以帮助缓解更年期症状。

> 38 岁绝经是件稀奇的事情,我本不应该这样。我看着自己迅速变老,但现在我已经不太在意了,外貌对我来说从来都不是最重要的。起初,我觉得我的身体背叛了我,但我还是与它和解了。学会关注当下而不是未来,这对我来说是人生旅途中的一笔宝贵财富。——患者 C.

- 定期锻炼:定期进行体育活动,或者在大多数日子里进行锻炼。

非激素类药物:以下这些口服药物在减轻潮热方面有一定的效果。

- 文拉法辛,一种低剂量抗抑郁药。
- 加巴喷丁,一种抗癫痫药。
- 可乐定,一种通常用于治疗高血压的药物。
- 奥昔布宁,一种治疗膀胱过度活动症的药物。

非激素类阴道润滑剂:非处方的水基阴道润滑剂或硅酮基润滑剂可以缓解阴道干涩带来的不适。有关阴道润滑剂的更多详细信息,以及处理因阴道干涩导致的性交疼痛的其他方法,请参阅第 122~125 页。

男性身体的变化

许多男性乳腺癌患者的激素受体呈阳性，因此通常也需要采用内分泌疗法来降低复发风险或控制转移性疾病。与女性一样，内分泌治疗也会对男性产生副作用。虽然针对男性的研究不如女性的那么深入，但一些小型研究表明，男性内分泌治疗的副作用可能包括：

- 性欲变化。
- 难以勃起或勃起不坚。
- 潮热。
- 情绪易波动。
- 血栓形成。

本章介绍的许多治疗方法对男性和女性患者都同样适用。例如，运动可以帮助提高能量水平、保持肌肉力量和缓解压力。

如果出现潮热症状（这在接受内分泌治疗的人群中很常见），请向主诊医师或肿瘤专家咨询治疗方法。文拉法辛（一种抗抑郁药）有助于缓解正在接受内分泌治疗的男性前列腺癌患者的潮热症状。

如出现性功能障碍的症状，请务必向医疗团队咨询，以采取有效的特定疗法。此外，我们还建议患者单独或和伴侣一起与心理咨询师或性健康专家进行交流。但请不要服用睾酮或雄激素补充剂，因为它们可能会增加体内的雌激素水平，从而增加乳腺肿瘤生长的风险。

我能够采用激素疗法治疗更年期症状吗

口服或经皮注射激素是治疗潮热和盗汗等更年期症状的有效方法。这类药物含有雌激素，服用后可替代补充人体在更年期停止产生的雌激素，从而减轻症状。

用于治疗乳腺癌的激素疗法也称为辅助内分泌疗法，不含雌激素。辅助内分泌疗法的作用是改变体内的激素水平，使对激素敏感的肿瘤失去生长的"养料"。

目前的研究表明，某些类型的更年期激素疗法可能会增加罹患乳腺癌的风险。更年期激素疗法还可能增加女性激素受体阳性乳腺癌患者的复发风险。

在考虑采用更年期激素疗法之前，请与医疗团队讨论，以评估是否安全。如果考虑使用阴道激素以及含有雌激素、黄体酮或二者兼具的避孕药物，也应与医疗团队讨论。

第五章
与转移性乳腺癌共存

癌细胞扩散到乳房以外的其他部位，如骨骼、肺部或肝脏时，就被称为转移性乳腺癌。其他常用的名称包括晚期乳腺癌或Ⅳ期乳腺癌。有些人初次就被确诊为转移性乳腺癌患者，但更常见的情况是早期乳腺癌治疗一段时间后，由于无法根除所有癌细胞而发生转移。如果癌症在最初诊断后重现，则被称为复发。

复发性乳腺癌的诊断和治疗过程与乳腺癌的初治经历有一些相似之处，但也有一些关键的不同之处。如果肿瘤科医生根据乳腺 X 线检查或体格检查的结果，或根据症状和体征怀疑患有复发性乳腺癌，则可能会建议患者进行其他检查以确诊。

需要进行的影像学检查可能包括磁共振成像检查、计算机断层扫描、X 线检查、骨扫描或正电子发射体层成像。并非人人都需要进行所有检查，肿瘤科医生会根据患者的情况决定哪些检查最有帮助。这些检查有助于判断是否需要进行组织活检（一种收集组织样本进行实验室检测的流程），以检测癌细胞是否已扩散到特定部位。

病理学家可以通过活检样本判断癌症是复发还是新发。一些检验还能显示癌症是否对激素治疗或靶向治疗敏感,这些情况可能与初诊时相比有所变化。

癌细胞扩散到其他器官时,通常无法治愈。不过,治疗可以有效控制癌症,从而延长寿命,帮助患者尽可能提高生活质量。随着乳腺癌治疗越来越有效,转移性乳腺癌患者的生存期也越来越长。重要的是,治疗还可以缓解由癌症引起的诸多症状,从而在延长寿命的同时提高生活质量。

转移性乳腺癌的治疗

无论是初次就被诊断出患有转移性乳腺癌,还是之前接受过乳腺癌治疗但现在复发或发展到癌症晚期,转移性乳腺癌的治疗方法都可能与早期乳腺癌的治疗方法截然不同。

治疗目标将取决于患者的具体情况,如肿瘤的特征、无癌生存的时间、癌症扩散的部位和程度,以及癌症是否导致任何症状或特定器官功能障碍。

最重要的是,治疗目标将取决于患者的个人偏好。在决定治疗方案时,重要的是不仅要考虑治疗的益处,还要考虑潜在的副作用。随着可供选择的治疗方案越来越多,医生可能会提供一系列有不同程度副作用的治疗方法以供选择。

治疗方案的选择

根据乳腺癌的特征,治疗方案可能包括以下几种。

- 内分泌治疗:如果癌症激素受体呈阳性,这意味着乳腺癌细胞依赖雌激素生长和增殖,此时可能适用被称为内分泌疗法的激素治疗。这种疗法通过作用于雌激素受体,阻断肿瘤获取雌激素,从而抑制癌细胞的生长。对于依赖雌激素的癌症,内分泌疗法通常比化疗更有效,尤其是在疾病初期。一般来说,内分泌疗法的副作用比化疗小,而且更方便,有多种口服药物可供选择。

- 化疗:化疗是通过药物杀死快速生长的细胞。癌细胞的复制速度通常比健康细胞快,无论癌细胞是否依赖雌激素生长,化疗都能有效杀死它们。如果癌症激素受体呈阴性,内分泌治疗不再有效,或者肿瘤有某些基因改变,如 HER2 阳性,那么肿瘤科医生可能会建议化疗。

- 靶向治疗:这涉及使用能够干扰特定细胞过程的药物,而这些细胞过程会使癌细胞生长得更快或对其他治疗产生抗药性。靶向疗法的例子包括 CDK 4/6 抑制剂、PI3K/Akt/mTOR 通路抑制剂或 HER2 靶向疗法。靶向疗法通常与内分泌疗法或化疗等其他疗法联合使用。

- 免疫疗法:免疫疗法通过药物刺激免疫系统,帮助免疫系统识别和攻击癌细胞。癌细胞通常会产生帮助其躲避免疫系统细胞的蛋白质，免疫疗法通过干扰这一过程发挥作用。如果患有三阴性乳腺癌，即癌细胞没有雌激素、孕激素或 HER2 受体，那么免疫疗法与化疗相结合可能是一种治疗选择。

- 临床试验：肿瘤科医生可能会推荐适合患者的临床试验。当与医疗团队讨论转移性乳腺癌的治疗方案时，请询问自己是否符合某项临床试验的条件。这是为自己争取权益并确保获得最佳治疗的重要途径。如有兴趣了解更多有关临床试验的信息，请随时向医疗团队咨询。更多临床试验相关信息见第七章。

- 支持性治疗：在某些情况下，可以使用放疗和手术来缓解晚期乳腺癌引起的症状（如疼痛），但这些治疗通常不是用来消除癌症的。此外，如果癌细胞已经扩散到骨骼，医生可能会建议应用健骨药物，以降低骨折风险或减轻可能出现的骨痛。

开始治疗后，患者将定期接受随访，以确保自己感觉良好，癌症症状可控，治疗副作用可以忍受。患者还将定期接受血液和影像学检查，以确保治疗有效，且不会对其他器官造成影响。如果治疗无效或副作用无法忍受，肿瘤科医生可能会建议换一种治疗方案。

治疗目标

在考虑治疗方案时，肿瘤科医生可能会设定以下目标。
- 在尽可能长的时间内将癌症副作用降到最低。
- 在尽可能长的时间内减少治疗带来的副作用。
- 尽可能延长寿命。
- 尽可能提高生活质量。

考虑自己的偏好也很重要。了解自己希望从治疗中获得什么，有助于做出治疗决策。有些人希望尽可能长地延长寿命，并愿意为此忍受一些不适。另一些人则注重生活质量而非生命的长度，更希望避免严重的治疗副作用。与医疗团队和亲人讨论治疗目标至关重要，诚实坦率的沟通有助于确保每个人都为相同的目标而奋斗。

如何应对自己的情绪

震惊、愤怒、害怕、悲伤，这些都是患者在得知自己患有转移性乳腺癌后的正常情绪反应。如何应对这些强烈的情绪将是一项重大的挑战。去隐藏或否认正在发生的一切是很诱人的，也许有一段时间里你也会这么做。然而，尽管面临着诸多挑战和不确定性，很多确诊转移性乳腺癌的患者仍能继续过着有意义且充实的生活。

以下是转移性乳腺癌患者的一些常见感受。

寻求第二意见

如果被诊断出患有转移性乳腺癌，其他专家的第二意见可以帮助确保所选的治疗方案是治疗癌症的最佳选择。

以下是寻求第二意见时可以询问的问题。

- 是否正在接受针对自己所患的乳腺癌类型的最佳且最新的治疗？
- 是否需要进行组织活检或其他任何检查，以获得有关癌症特征的更多信息？
- 现在或将来是否有资格参加任何临床试验？
- 应该多久进行一次影像评估？

请记住，提供第二意见的团队与主治团队可能会给出相同的治疗方案建议，这可以让你更安心。第二意见还可能提供更多有关乳腺癌和其他治疗方法的详细信息供参考。通常情况下，你可以花一些时间思考与医疗团队讨论过的方案，并根据自己的目标做出决定。

重要的是你要知道，寻求第二意见是没有问题的。经验丰富的肿瘤科医生不会因此而生气，事实上，他们可能会欢迎你提出不同的看法。你可以向当前的肿瘤科医生或医疗团队成员（如导医或社工）寻求转介，也可以从家人、朋友或初级保健医生那里获得推荐。

还有一种方法是联系知名的癌症诊所或教学医院，以寻求第二意见。可以联系美国国家癌症研究所指定的综合癌症中心，它们是美国联邦政府认可的优质医疗机构。Mayo Clinic 就是这样一个机构。也可以拨打美国国家癌症研究所的癌症信息服务热线或访问 www.livehelp.cancer.gov。

请记住，获得第二意见的费用可能会有所不同。从长远来看，为了节省时间和金钱，请在预约之前向保险公司咨询，了解保险计划所涵盖的范围。有关财务和保险的更多信息，请参阅第十二章。

如果在与最初的肿瘤主治团队沟通时遇到困难，寻求第二意见也很重要。如果与团队成员相处不愉快，你有权寻找其他可以与你建立更有效关系的人。

有时，寻求第二意见可能会让你感到难以应对。看看能否请朋友或家人帮忙在网上做一些调查、打电话，并陪你就诊，以便做笔记和问问题。只需找人将你的所有信息（肿瘤详情、治疗计划、所用药物、其他病症等）整理到一个文件夹中，就能帮助你评估自己的选择。

你可能不想听取第二意见，这也没关系。如果你对医疗团队的判断有信心，或者已经研究过自己的病情并对治疗计划感到满意，可以决定放弃听取第二意见。

愤怒

你对不得不再次接受治疗感到心烦意乱。也许你会发现自己对周围的人乱发脾气，或者以前不会给你造成困扰的事情如今也能让你大发雷霆。如果你有信仰，你可能会质疑仁慈、全能的神怎么会允许这种事情发生在你身上。

愤怒是悲伤的一个重要阶段。给自己一些表达愤怒的自由。愤怒会毁掉你原本可以找到的幸福之路。此外，愤怒还会消耗精力，导致抑郁。

锻炼身体、与信任的人交谈或以书面形式整理自己的想法，可能会帮助排解愤怒的情绪。如果需要更多帮助，请联系心理治疗师或社工，或者让医疗团队成员推荐心理健康专家。

悲伤和抑郁

你可能会对远离自己熟悉的生活感到悲哀，对自己可能无法完成计划中的一切，或无法看到亲人达到重要的里程碑（如大学毕业或退休）感到无比悲伤。抑郁会让你感到绝望或麻木。你可能会比平时哭得更多，感到提不起精神，或有远离家人和朋友的冲动。睡眠可能会受到影响，你可能会感到精力不足。

鉴于你所经历的一切，感到悲伤是完全正常的。可以找一些方法来慢慢排解情绪并照顾自己，比如依靠朋友和家人的支持、到大自然中去、参加能让自己感觉更好的艺术或锻炼课程。有时，知道自己并不孤单也会有所帮助。非营利性组织，如"超越乳腺癌协会"或"青年生存同盟会"，经常会在网上分享患癌经历，或提供虚拟聚会场所，你可以通过这些组织了解转移性乳腺癌患者的情况，以及他们是如何应对所面临的挑战的。

有时，悲伤和冷漠的情绪会愈发强烈。在这种情况下，与医生或医疗团队的其他成员进行交流至关重要。与心理学家或心理咨询师交谈是帮助应对压力的有效方法。在某些情况下，服用抗抑郁药也会有所帮助。

孤独

尽管家人和朋友会尽力理解你的遭遇，但除非他们也经历过，否则不可能真正理解。在确诊患上转移性乳腺癌后，你甚至会发现自己与一些人的来往变少了，因为他们正在努力适应你的情况。有时，人们会担心自己说错话或在你面前感到尴尬。

如果你想念家人或朋友的陪伴，请主动联系他们并让他们知道你需要他们。你可能想主导你们的谈话，分享你觉得可以谈论的事情。有些人可能会保持沉默，觉得他们不能谈论自己生活中发生的事情，因为与你正在经历的事情相比，这些事情听起来太微不足道了。让他们知道，谈论其他事情也没关系，或者向他们展示你的幽默感。彼此坦诚相待，对你的健康和你们之间的关系都有好处。

互助团体，无论是以面对面还是线上的形式进行，都是有益的，因为它们提供了与其他有类似情况的人交流的机会。一些癌症幸存者认为互助团体对癌症诊治有积极作用，因为他们可以结识一些原本可能接触不到的人。对许多人（尽管不是所有人）来说，乳腺癌幸存者社群是一个可以提供安慰和支持的所在。

强迫积极

在别人面前装出一副开心的样子，这样就不会让家人和朋友担心，也不会显得太消极。但是，假装感觉好并不一定就会真的感觉好。

有些癌症患者可能会避免谈及与癌症有关的问题，因为他们担心负面情绪会让他们的病情更加严重。善意的朋友和家人会鼓励他们要更加积极。保持希望无疑是件好事，但重要的是接受自己的感受，无论它是什么，并根据需求表达自己的感受。

虽然每个人的应对方式不同，但随着时间的推移，你可能会发现自己的感受发生了变化。你可能会发掘出自己原来没有的情感和身体上的力量。

"我的癌症复发了"

通常情况下，转移性乳腺癌患者的另一个重要压力来源是决定如何告诉亲人和朋友癌细胞已经扩散且不可治愈。这种谈话方式没有对错之分。找一个不会被打断的时间，这样就会有充足的时间交谈和讨论接下来的事情。

与家人和朋友谈论自己的诊断结果

向家人和朋友透露自己的诊断结果可能会引起他们的强烈情绪反应。考虑到这对你来说是一个紧张的时刻，可以先告诉一个与自己亲近的人。当你与其他人分享这个消息时，让他在旁边支持你。你也可以让他向其他人提供最新的诊疗信息，或者在你需要时提供帮助。

其他人可能需要一点时间才能完全理解——例如，你可能需要向他们解释一些医学术语，如转移。在他们理解了这个消息后，不妨考虑和他们谈谈他们可以如何提供支持。这可能是情感上的支持，也可能是日常生活中的帮助，比如开车送你去医院、买菜或接孩子放学。

做好应对不同反应的准备。大多数情况下，无论你需要什么帮助，他们都会热心提供。但也有一些人可能无法像你假设或希望的那样帮助你。这可能会让你感到不安，但这与你无关。也许他们躲着你是因为他们对因癌症去世的亲人有着痛苦的回忆，或者他们根本不知道如何面对这个消息。无论如何，你可以将注意力集中在那些愿意并能够提供帮助的人所给予的关爱和支持上。

与伴侣谈论自己的诊断结果

得知伴侣被诊断为转移性乳腺癌会对一个人的生活产生深远的影响。花点时间讨论诊断结果，了解接下来会发生什么，并概述你们在今后的生活中可能扮演的角色，这对你们双方来说都是一种安慰。第十三章专门为乳腺癌幸存者的伴侣提供了相关信息。

一起去看病可以帮助伴侣了解关于你的经历和治疗的更多信息，并消除一些由诊断结果带来的神秘感和恐惧感。坦诚地讨论未来会发生什么，可以帮助伴侣做好心理准备，以应对可能令人不知所措的时刻。例如，在治疗期间，伴侣可能需要承担大部分家务。如果你需要辞职，伴侣可能需要加班工作或想办法减少开支。

伴侣担心亲密关系和性生活的发展也是很正常的（见第九章）。伴侣可能会因为在你疲惫时想与你同房而感到内疚，也可能会担心伤害到你。开诚布公地讨论你的感受，寻找其他的亲密方式，比如抚摸或拥抱，可以帮助你们保持亲密关系。

某些伴侣可能会因诊断结果带来的恐惧或出于对承担照护者角色的焦虑，表现出愤怒或过度警惕等情绪，这可能会让本已紧张的情况雪上加霜。如果出现这种情况，可以建议伴侣去咨询这方面经验丰富的心理治疗师。让伴侣单独与心理咨询师交谈可能会为他创造敞开心扉的空间，而不必担心未顾及你的感受或伤害你的感情。

你可以做什么

转移性乳腺癌的治疗有时会让人感觉一切都是别人为了你而做的,而非你能为自己做什么。但是,你确实可以做一些事情,那就是保持运动。研究表明,对转移性乳腺癌患者来说,保持运动是提高生活质量的最重要方法之一。有规律的体育锻炼有助于提高体能、改善情绪和睡眠质量。

你没有必要参加极端的健身计划。做一些自己喜欢的事情,每天步行 30 分钟,或者保持园艺或打网球等爱好,就足以为健康带来益处。但是,如果有骨转移,请向肿瘤科医生或初级保健师咨询可降低骨折风险的安全的活动。

请参阅第三章了解更多有助于保持健康和减少癌症对生活影响的习惯。

保持沟通渠道畅通,且在问题出现时讨论解决方案,这一点是非常重要的。

与子女谈论自己的诊断结果

对许多转移癌患者来说,与子女谈论癌症几乎是不可能的事。该如何开始呢?在告诉子女之前,先让自己对诊断结果更加适应,或者至少已经开始接受诊断结果,这可能会有所帮助。

如何与子女谈及此事在很大程度上取决于他们的年龄。

最重要的是要尽可能真诚，使用你认为他们能够理解的语言。即使他们不能完全理解你说的话，但孩子们往往会知道发生了什么事，这可能会让年龄小的孩子感到害怕，尤其是当这似乎是一个秘密的时候。以下是一些谈论转移性乳腺癌诊断的技巧。

- 向孩子解释虽然转移性乳腺癌无法治愈，但某些治疗可能会让你感觉更好，寿命更长。
- 向年幼的孩子强调癌症不会传染，也不是因为他们做了什么造成的。
- 考虑寻求那些孩子可以与之坦诚交流的角色，如心理咨询师或家庭中亲近的人的帮助，尤其是当孩子处在愤怒中或表现出愤怒或恐惧的迹象时。虽然年龄较大的孩子通常可以处理更具体的信息，但对他们而言，接受诊断结果仍然是一件很痛苦的事，他们很可能难以处理自己的情绪。
- 让孩子对日常生活的改变有所准备。例如，有些时候你可能因为太累而无法参加孩子的足球训练，因此会由其他家庭成员代替。在其他时候，你可能因为太累而无法做饭，因此会由其他人来做饭或者点外卖。让他们知道即将发生的事情，这样就不会有令人不快的意外发生。
- 向他们保证，你会随时告诉他们你的病情进展，并随时准备回答他们的后续问题。

- 如果他们想了解更多信息，向他们推荐一些值得信赖的网站。记住，有些网站可能会提到生存统计数据，这可能会让他们感到困惑或不安。解释统计数据的一种方法是，这些数字是基于大量人群得出的，并不一定能反映你的情况。考虑到新疗法的研究速度，如今的统计数据很可能已经过时。
- 留意年幼孩子焦虑的外在表现，这些表现可能是身体症状方面的，如头痛或胃痛。
- 让年幼孩子的学校、护理人员或医疗团队参与进来可能会有所帮助，以确保孩子得到必要的支持。
- 安排时间一起玩乐，如看电影或玩棋牌游戏。

就算没有患上转移性乳腺癌，为人父母已经很困难了。如今，在养育孩子的同时还要面对转移癌，可能会让你身心俱疲，这可能是你始料未及的。

当面对困境时，孩子可能会一反常态，变得更加黏人、冲动或孤僻。向孩子表达你在乎他们的感受，并向他们保证无论发生什么，你的爱都不会改变，你会尽一切努力尽可能长久地陪伴在他们身边。

癌症患者担心自己的诊断结果会让亲人感到不安或负担沉重，这种情况并不少见。然而，大多数情况下，家人和朋友都愿意倾听并提供帮助，这可以在你和你所爱的人之间建立起情感的纽带。这也会让提供支持的人受益，让他们在生活中找到更多的意义和目标。

寻求接纳

大多数转移性乳腺癌患者最终都会达到一种接纳的状态。这可能并不意味着对自己的诊断结果没有疑问，也不意味着因癌症而经历的愤怒或悲伤已经消失。你仍然会经历这些糟糕的情绪。相反，这意味着你已经理解了自己的处境，并且正在调整自己的状态以适应这一新的现实。在这段时间里，你可能会发现自己更容易为未来做出决定，比如创建遗嘱或遗产项目（参见第 192~193 页"留下遗赠"）。

许多被诊断为癌症晚期的人会开始深入挖掘自己人生的价值，寻找目标，并思考自己想要留下什么。你可能会回顾自己生命中发生的一切。你可能想与过去的某件事或某个人和解。有时，人们会求助于宗教或信仰。其他人可能会成为志愿者，或为转移性乳腺癌群体发声。

癌症患者价值观发生改变并开始意识到什么才是最重要的，这种情况并不少见。例如，你会突然之间意识到，打扫房间似乎远不如与家人进行一次一日游重要。有些人可能会从工作中抽出更多时间，体验遗愿清单上的某些项目。罹患转移性乳腺癌可能会让人更清楚什么是重要的，而什么不值得为之失眠。

接受往往会带来希望。当癌症让你觉得生活失控时，学会接受自己的处境并为未来做出决定，会让你变得更有力量。

第六章

通过姑息治疗最大限度提高生活质量

姑息治疗是一个专业领域，专注于管理癌症本身导致的症状和癌症治疗过程中引起的不良反应，其目标是提高患者生活质量。姑息治疗不仅旨在消除身体症状（如疼痛），还旨在解决因患病产生的情绪、社会和心理问题，同时它还会兼顾到家庭成员和护理者的需求。

姑息治疗不是临终关怀

姑息治疗与临终关怀不同，姑息治疗适用于任何阶段的癌症患者，理想情况下，应在癌症确诊后尽早开始进行。有效控制症状不仅可以提高生活质量，还可以提高按时、足量接受治疗的可能性。美国临床肿瘤学会建议对所有晚期癌症患者尽早进行姑息治疗。临终关怀仅针对预后较有限的人。当护理的目标从治疗癌症转变成关注症状治疗和提升生活质量时，使用临终关怀是合适的（见第 193~195 页）。

姑息治疗的应用

姑息治疗的应用范围包括疼痛管理、营养支持、心理咨询、锻炼、音乐疗法和冥想等。其他如恶心、便秘、咳嗽和疲劳等，也可以通过姑息治疗得到有效控制。

姑息治疗是一种基于团队的护理方法，团队成员可能包括初级姑息治疗医生、护士、社会工作者和牧师。团队的共同目标是努力控制患者的症状，同时在情感、社交和精神需求方面为患者提供个性化的支持。姑息治疗团队还可以帮助准备一份预先指示，并制订符合患者的治疗目标和个人价值观的护理计划。

接受姑息治疗的人，其症状通常会有所改善，包括抑

我的保险涵盖姑息治疗吗

私人保险公司、医疗保险和公共医疗补助通常会覆盖支持性治疗和姑息治疗的费用。公共医疗补助覆盖范围因地区而异。如果你对承保范围有疑虑，请联系保险公司、当地的社会工作者或财务顾问。

什么是综合肿瘤学

综合肿瘤学是癌症治疗的一个领域,旨在帮助人们应对因癌症确诊带来的压力,并解决由癌症及其治疗引起的症状,例如疲劳、疼痛、恶心、焦虑和其他影响。这种做法将传统西医与基于循证的补充疗法相结合。这意味着这些治疗方法是经研究证实的安全、有效的治疗方法。

综合肿瘤学家为接受癌症治疗的患者提供有助于减轻副作用和改善治疗结果的建议。他们可以帮助癌症患者采取健康的生活方式,并成功减轻体重。同时,他们也帮助患者了解哪些草药和膳食补充剂可以安全服用,并推荐可能有助于控制患者症状的综合医学实践方法。

循证诊疗技术的例子包括针灸和穴位按摩、芳香疗法、冥想、音乐疗法、锻炼和运动、推拿、灵气疗法、瑜伽、太极等。这些方法有助于重新塑造良好的睡眠习惯,从而减轻压力和焦虑情绪。

综合医学在许多癌症中心已经开始应用。如果医疗团队中没有综合肿瘤科医生,请询问所在地区是否有综合医学治疗方案可以提供帮助。

郁和焦虑的减轻。此外，他们的整体生活质量更高，通常对治疗也更满意。在某些情况下，姑息治疗甚至可以延长生存期。

　　大多数医院或癌症诊所都提供癌症姑息治疗。如尚未获得姑息治疗，请咨询肿瘤科医生。如接受治疗的医院或诊所无法提供该服务，还有其他方法可以达到相同的效果。例如，肿瘤科护士通常在帮助癌症患者获得良好的治疗体验方面拥有丰富的经验，并且可能针对患者面临的问题提供具体的建议。初级保健医生也许能够帮助缓解症状，并推荐适合的心理咨询师。此外，你还可以在线获取其他有用的资源。

第七章

临床试验

　　临床试验是癌症治疗各个阶段的重要组成部分。如能找到非常适合自己的临床试验，就有可能改变治疗结果。临床试验并不是最后的治疗手段，参加临床试验可以让患者获得可能有效但尚未获得美国食品药品监督管理局批准的实验性治疗方案。此外，临床试验研究者还会关注患者在治疗后的生活质量问题。

　　重要的是，这种参与有助于改善针对未来癌症患者的诊疗。目前对癌症研究而言是一个充满希望的时期，许多新的治疗方法正在研发中，现有的治疗方法也在不断完善。

什么是临床试验

　　评估某种治疗方法或医疗程序且涉及人类参与的研究被称为临床试验。

　　癌症研究人员设计临床试验，以寻找更好的方法来诊断、控制和治疗癌症，并针对癌症症状和治疗引起的副作用进行相应的处理。在参加临床试验时，患者即使没有被分到实验组，也会接受标准的治疗。当临床试验显示出比标准治疗方法更好的效果时，试验治疗方法就会成为新的标准。

自愿参加临床试验的人可以帮助研究人员测试新的药物、操作、技术和设备。研究人员还利用临床试验来测试基于现有手段的新疗法的效果，以及其对患者生活方式和行为的改变。

加入临床试验可以让患者在新治疗手段完成开发、正式进入临床前，更早地接受该治疗。参加试验并不意味着医疗团队已经放弃了让你恢复健康的努力。它不会让你成为一个实验品或一个数据。癌症的治疗效果在过去几十年中有了显著的改善，今天的许多进展都是通过前期的临床试验实现的。

临床试验的分期

一种新的癌症治疗方法要成为标准临床方案，通常需要经过2~3个阶段的临床试验。癌症临床试验的早期阶段旨在研究新疗法的安全性，在继续研究其安全性的同时，后期阶段将确定新疗法的有效性。

第一阶段

癌症 I 期临床试验，也称为早期临床试验，其目标是确定安全的剂量水平和新疗法的安全用药途径。在早期临床试验阶段，癌症实验药物或干预措施可能首次被用于人体。

第二阶段

癌症Ⅱ期临床试验的目标是评估癌症治疗的有效性并监测其副作用。虽然在临床试验的所有阶段都会监测副作用，但它是Ⅱ期临床试验的一个着重关注点。

第三阶段

癌症Ⅲ期临床试验的目标是将新疗法与标准疗法进行比较。

第四阶段

癌症Ⅳ期临床试验的目标是进一步评估治疗的长期安全性和有效性。Ⅳ期临床试验的开展需要得到美国食品药品监督管理局的批准。

谁应该参与癌症临床试验

临床试验通常适用于乳腺癌治疗的所有阶段。当你或你爱的人需要接受癌症治疗时，临床试验通常是一个重要的选择。

如果你是少数族裔患者群体中的一员，那么考虑参加临床试验就尤为重要。临床研究的参与者往往是白人，参与者的多样性对检验科学研究和医疗手段的真实性和可靠性来说至关重要。当更多来自不同族群的人参与临床试验时，研究人员可以更有信心地相信，这一有前景的新疗法对所有人都有效。

Mayo Clinic 和其他研究人员致力于消除历史上被边缘化的群体参加临床试验的障碍。基于过去的医疗种族主义和侵权事件，如塔斯基吉梅毒实验[①]和亨丽埃塔·拉克斯[②]的遭遇，医患之间缺乏信任就是障碍之一。即使在今天，一些偏见和不正确的假设也阻碍了这些群体参加临床试验，因为即使这些少数群体的成员符合临床实验的条件，他们往往也不被邀请参加研究。最近的一项研究显示，近一半患有转移性癌症的黑人女性报告称，她们从未收到过邀请她们参与临床试验的信息。

目前医疗领域正致力于解决这些医疗保健上的差异，而你可以认真考虑参与那些可及的临床试验。

[①] 在美国，"塔斯基吉梅毒实验"是令不少黑人闻之色变的专有名词，已成为种族主义的代名词之一。自1932年起，美国公共卫生部以400名非洲裔黑人男子为实验品秘密研究梅毒对人体的危害，并隐瞒当事人长达40年，使大批受害人及其亲属付出了健康乃至生命的代价。——译注

[②] 海拉细胞的提供者。亨丽埃塔·拉克斯的细胞在其本人及家人不知情的情况下，被用于医学研究，引发人们关于医学伦理和身体组织所有权问题的探究。——译注

怎样找到适合自己的临床试验

和肿瘤科医生谈谈，他们可能正在参与适合你的临床试验，或者他们可能会将你推荐给其他临床试验的主要研究者。

你还可以从以下资源里寻找临床试验的相关信息。
- 美国国家癌症研究所官方网站：www.cancer.gov。
- 美国国立卫生研究院临床试验数据库：www.clinicaltrials.gov。
- Mayo Clinic 的研究和临床试验页面：www.mayo.edu/research/clinical-trials。

在决定参加临床试验之前，需要了解哪些方面

在决定是否参加临床试验之前，你应该在完全放松的状态下，充分了解相关情况。以下是一些需要与医疗团队和临床试验团队讨论的问题。
- 临床试验的目的是什么？
- 为什么这项研究可能适合自己？
- 涉及哪些检测或治疗？
- 有哪些好处、风险或不便之处？
- 参与临床试验是否会影响现在或将来接受其他类型的治疗？

- 需要支付交通、住宿或其他费用吗？
- 需要经常外出吗？可以通过当地的医疗机构或远程医疗服务参与吗？
- 研究将持续多久？

在某些情况下，你可以与那些愿意分享自己经历的以前或现在的试验参与者联系。如果差旅或相关费用阻碍了你的参与，请咨询临床试验协调员或患者协调员，他们可能会提供资金和其他方面的帮助。

请记住：如果你只是想先了解一下临床试验，把它当作一个备用选项，即使你符合条件，也不必签署同意书。而且，即使你选择参加临床试验，也可以出于任何原因随时选择退出。

第八章
综合治疗

近年来，在大众群体中和医学界，人们对传统医疗之外疗法的兴趣大大增加。人们不仅想治疗癌症，还想拥有良好的生活质量。

有一段时间，非传统疗法被称为替代医学。那是因为这些类型的治疗往往被视为传统医学的替代方案，许多医学专业人士担心这些替代疗法可能会对经证实有效的疗法产生影响甚至取代本应进行的治疗，因此才会警告患者不要使用这些替代疗法。

但随着支持其安全性和有效性的证据越来越多，许多此类疗法现在正与传统医学相结合，以对患者的生理、心理和精神进行整体治疗。因此，"替代疗法"一词已经不再使用，这些疗法现在被称为补充与综合医学，简称为综合医学。

综合医学将经过充分研究、基于循证的传统医学和补充疗法相结合，以实现对患者的最佳治疗。

本章主要关注那些有助于治疗或缓解癌症治疗的副作用的疗法。这里提到的疗法通常是安全的。这些疗法可以通过缓解疼痛、补充能量、减轻压力或焦虑来帮助提高生活质量。如果想了解有关膳食补充剂的信息，请翻到第 35 页。

正念

人的精神状态确实会影响身体。例如，当你感到沮丧或焦虑时，你的血压可能会升高，或者你可能会感到头晕。压力会影响人的情绪、行为，以及享受生活的状态，甚至一些生理反应，比如心率或呼吸。

学习如何平复心情有利于保持健康和良好的状态。因此，医生通常认为基于正念的治疗技术对乳腺癌幸存者有帮助，而且它是综合疗法中较为重要的一部分。

但正念究竟是什么呢？简单地说，正念是一种专注于当下的能力。它要求人以一种开放、充满好奇心和非评判的方式将意识集中在正在从事或经历的事情上。

正念的目的是让人对事物和情绪的体验以及对其产生的反应建立起一种距离感。例如，与其为了即将到来的诊疗而担忧，不如后退一步，单纯地作为一个旁观者，感受这些纷至沓来的想法和情绪。这种不带偏见的思考此时给了你深思熟虑、从容前进的空间。

基于正念的疗法

许多癌症幸存者会从参加结构化的、基于循证的项目中

> 多年来，我坚持练习太极和参加艺术活动。太极的深呼吸和慢动作对我来说是治愈性的，和班上同学一起进行艺术创作也给了我极大的抚慰。由于新冠疫情，一些课程被迫中断，但我仍然坚持练习。——患者P. W.

获益，在这类项目中，训练有素的专家会教授正念技术。这些技术可能包括身体扫描冥想、温和的瑜伽、静坐和散步、冥想以及呼吸练习。

其中一个公认的项目被称为正念减压。正念减压是一门基于循证的课程，通常需要6~8周，参与者每周参加2~3小时的小组会议。在课程的最后阶段，可能还包括为期1天的静修计划。近年来，正念减压课程经过调整已适用于癌症幸存者，这一课程包括基于正念的癌症康复课程和针对乳腺癌患者的正念减压课程。

这些基于正念的课程可以面授，也可以在线上进行。医疗保健诊所、大学、社区冥想中心和其他当地或线上组织可能会提供这种疗法。你可以向医疗团队寻求相关建议。

针对参加过正念减压课程和其他基于正念的项目的癌症幸存者的研究表明，这些结构化干预措施可能有助于：

- 减轻压力。
- 缓解疲乏。
- 减轻抑郁和焦虑。
- 改善睡眠。

精神与癌症

虽然人类的精神层面——理解爱并寻求生活的意义和目标——得到了普遍认可，但在有关健康的讨论中，尤其在现代西方医学中，这一层面并不总是被认可。这可能是因为几乎没有证据表明它对健康有益，历史上人们将医学与精神或主观意志力区分开来。但医学界越来越清晰地认识到，精神因素确实在许多人的整体健康中发挥着重要作用。对一些患有转移性癌症的人来说，他们对上帝的信仰是一种巨大的慰藉和力量的来源，尤其是在他们处于痛苦中，甚至怀疑人生的时候。

"spirituality"（精神性）一词经常与"religion"（宗教）互换使用，但这两个术语并不相同。对具有不同信仰的人来说，"精神性"可能意味着截然不同的东西。对一些人来说，精神来源宗教经历。对于另一些人，精神与自然相关，与自己和宇宙的和谐感有关。然而，对其他人来说，精神是通过人际关系、服务他人、音乐、冥想或艺术来表达的。许多人通过这些元素的结合来寻找生活的

- 减轻因治疗相关神经病变引起的疼痛。

基于正念的干预措施可能会给癌症幸存者在诊断和治疗后带来更多的个人成长。这种现象有时被称为创伤后成长（见第14页）。它涉及在创伤这一不幸的经历中寻找积

意义和目标。确诊癌症后，你可能会改变关于精神性的想法。你可能会发现自己的精神智慧在克服挑战的过程中变得更加强大而深邃；或者因为你的经历，你可能会感到被抛弃，难以保持信念。经历各种各样消极或积极的心理体验，这些都是很常见的。

科学研究发现，精神健康可以对生活质量和应对疾病的能力产生积极影响。可以通过以下方式保持精神健康。

- 参加宗教仪式或参与某个信仰团体。
- 进行祈祷、冥想、正念或放松练习，可以帮助集中注意力，找到内心的平静。
- 写日记，以表达自己的感受和记录自己的想法。
- 与自己钦佩的精神生活丰富的人交谈，了解他们是如何找到通往充实的精神生活的道路的。
- 通过在社区做志愿者来改变现状。
- 与精神导师或牧师等交谈，以帮助解答因疾病引起的一些问题。

极的意义。经历创伤后成长的癌症幸存者可能会拥有更强的自信心和内在力量，对生活的感恩之情会增加，会拥有更密切的人际关系，他们的内心也会变得更强大。

在抗击乳腺癌的旅程中，我最大的力量来自我的信念和无论发生什么始终保有希望的状态。我坚信我总会好起来的，我也相信一点点幽默会大大缓解焦虑、压力和紧张。——患者 L. K.

正念练习

如果无法报名参加基于正念的结构化课程，你可以自己进行正念相关的集中练习。

每天留出一些时间，在没有干扰的情况下，找一个安静的地方，在早上开始日常生活之前或晚上睡觉前进行这种练习。试着在大约6个月的时间里每天进行正念练习。随着时间的推移，你可能会发现这种正念练习变得更加轻松和自然。

身体扫描冥想

仰卧，双腿伸展，双臂放在身体两侧，手掌朝上。慢慢地、有意识地把注意力集中在身体的每一个部位，按顺序从头到脚或从脚到头。留意与身体每个部位相关的任何感觉、情绪或想法。

静坐冥想

舒适地坐在椅子上，背部挺直，双脚平放在地板上，双手放在膝盖上。用鼻子呼吸，专注于感受呼气和吸气的过程。如果身体的感觉或一些想法打断了冥想，留意这些体验，然后把注意力重新放在呼吸上。如果你刚开始冥想练习，许多数字应用程序都会提供一些可以遵循的冥想指导。

散步冥想

找一个安静的室内或室外空间，长度在3~6米，开始慢慢行走。专注于行走的体验，留意站立的感觉和保持身体平衡的精细动作。当走到路的尽头时，转身继续走，保持对身体感觉的觉知。

瑜伽

瑜伽是一种在练习控制呼吸的同时，维持一系列身体姿势的运动。有一种温和的瑜伽，称为哈达瑜伽，可能对乳腺癌幸存者特别有益。除了提供正念运动的好处，哈达瑜伽还可以在乳腺癌手术后提高身体的灵活性和活动范围。

你可以单独练习瑜伽，也可以参加小组练习，而且练习瑜伽并不需要大的花费。你可以先上瑜伽课，或在线观看瑜伽视频。然后，在熟练掌握姿势和呼吸方法后，自己在家里继续练习。

太极

太极是一种优雅的运动形式，包括一系列缓慢、专注的动作，并伴随深呼吸。太极经常被描述为"运动中的冥想"，它通过轻柔、流畅的动作来促进内心的宁静。你可以通过视频和图书来学习如何练习太极；也可以考虑向合格的太极教练寻求指导，学习正确的技术，以充分获得太极这项运动的益处；还可以在当地社区中心、健身房或武术学校参加太极课程。

气功

气功与太极密切相关，包括一系列结合了正念呼吸和冥想的缓慢而有节奏的动作。气功通常是站着练习的，但有些气功可以坐着或躺着练习。如果可能的话，可以在一位经验丰富的教练的指导下开始练习。

针灸

针灸是研究最多和最被认可的综合医学形式之一。它是指在身体的特定部位用头发一般细的针插入皮肤。作为传统中医的重要组成部分，针灸可以缓解癌症治疗后常见的副作用和症状。

许多研究探究了针灸在癌症幸存者中的使用情况。这种疗法的益处有时很难衡量，但有证据表明针灸可以减轻一系列癌症相关症状，包括：

- 疼痛。
- 潮热。
- 抑郁。
- 睡眠问题。
- 疲劳。
- 神经问题，也称为神经病变。
- 焦虑。

针灸是如何发挥作用的

传统中医解释说，针灸是一种平衡能量或生命力（即气）流动的技术，这种气被认为是通过人体的经络运行的。

通过在这些经络的特定点（即穴位）上插入针，针灸专家相信会使人体的能量流动重新达到平衡。

相比之下，许多西医认为穴位是对神经、肌肉和结缔组织有刺激作用的特殊位置。一些人认为这种刺激可以促使人体产生内源性的天然镇痛物质。

如何进行针灸

在针灸过程中，患者被要求坐在或躺在垫子上，针灸师会将5~20根无菌针头插入患者身体的特定部位。当针插入时，大多数人只会感觉到轻微的疼痛或压力；有些人则一点感觉都没有。

一旦针头就位，患者通常不会再感到任何疼痛。出现明显的疼痛感往往是没有正确施针的表现。针灸师可能会轻轻地移动或转动针头，或者将温和的电脉冲施加到针上。拔出针头时通常不会感到不适。

所需的针灸次数因人而异，这取决于症状有多严重。接受6~8次治疗是很常见的，通常每周进行1次。在最初的几周内，症状应该会有所缓解。如果症状没有好转，可以考虑与初级保健医生讨论其他治疗方案。

风险和副作用

如果针灸师技术过关、有执业资格证书，针灸的风险是很低的。常见的副作用包括疼痛、轻微出血或针头插入处的瘀斑。现在临床使用的是一次性即抛型针头，因此感染的风险很低。

找一位经过培训和认证的针灸师是很重要的。建议查看针灸师的相关证书。美国大多数州要求非医生出身的针灸师通过美国国家针灸及东方医学认证委员会的考试。

按摩

人从出生起，他人温暖的触摸就可以提供安慰和愉悦。因此，按摩和其他类似疗法有助于改善乳腺癌幸存者的生活质量，这一说法似乎是合理的。

按摩疗法的好处包括放松身心和缓解肌肉紧张。针对癌症幸存者的研究表明，按摩疗法可能有助于改善下列症状，如：

- 焦虑。
- 疼痛。
- 压力。
- 疲劳。
- 睡眠问题。

在癌症治疗中使用的按摩疗法类型包括瑞典式按摩、足部或手部按摩（反射疗法）、在身体特定部位施加轻微压力（穴位按压），以及集中施压和拉伸（肌筋膜松解疗法）。手法淋巴引流技术是一种类似按摩的治疗手法，它通过使用轻柔而有节奏的按摩来减轻乳房切除术后的上肢肿胀。

与医疗团队讨论按摩对你来说是否安全，以及如果有必要的话，按摩治疗师应该避开你身体的哪些部位。确保按摩治疗师接受过专业培训并取得医疗执照。如果可行的话，找一位接受过癌症患者按摩技术专项培训的按摩治疗师。向肿瘤科医生寻求建议，或者查看肿瘤按摩协会的网站，上面列出了按摩师名单。

由合格的专业人员进行按摩，则风险很低。如果你要接受按摩，请确保按摩治疗师知道你身体的哪些部位接受过放疗或手术，以便他们对待这些部位格外小心。如果按摩时不够小心，剧烈的按摩可能会对已经因手术或放疗而发生损伤的组织造成进一步伤害。

催眠疗法

催眠是一种意识改变和放松的状态，也被称为催眠疗法，通常在催眠专家的指导下借助言语重复和心理图像来实现。

催眠可以帮助缓解如下症状。

- 疼痛。
- 潮热。
- 疲乏。
- 焦虑。

如何进行催眠

催眠专家通常以温和、舒缓的语气开始催眠过程，描述一些能让人放松、有安全感和幸福感的图像。当患者完全放

> 手术后不久，我收养了一只狗。它迫使我在不想起床的日子里起床。它不是经过正式训练的治疗犬，而是我自己的治疗犬。——患者 L. M.

松和平静后，催眠专家会提出帮助实现目标的方法，如缓解疼痛或减轻潮热的方法。催眠专家还可以帮助患者想象目标实现后生动、有积极意义的心理图像。

在催眠结束后，患者可以自行从催眠状态中醒来，或者催眠专家可以帮助患者逐渐舒适地醒来。

随着时间的推移，患者也许能够练习自我催眠。在自我催眠过程中，患者可以在没有他人指导的情况下达到放松和平静的状态。这项技能在许多情况下都很有帮助，例如在就诊或手术之前。

由受过训练的专家进行催眠是一种安全的治疗方法。不过，请记住，催眠并非适合所有人。并非所有人都能完全进入催眠状态，使催眠发挥其治疗效应。一般来说，在催眠治疗中，越快、越容易达到放松和平静的状态，就越有可能从催眠中获益。

请记住，一定要选择经过认证的催眠专家。可以向家庭医生、医疗团队，或者自己信任的人寻求推荐。

第九章

性健康

在癌症治疗期间，性可能是舒适、亲密和快乐的源泉，抑或它可能是你最后才会考虑的事情。无论如何，你可能都没有意识到这些治疗将如何进一步影响性生活。

现在想象一下，如果把生活当作一张拼图，而你需要把生活的碎片拼凑在一起，你可能会思考把"性"放在哪里合适。该如何重燃浪漫之火或重新开始约会？你在性生活中遇到的问题正常吗？

如果你在思考这些问题，那么你并不孤单，这些问题是很大一部分癌症患者都会遇到的。许多癌症幸存者惊讶地发现，在接受癌症治疗之后处理性和亲密关系时会遇到困难。然而，性健康问题经常被癌症治疗专家所忽视，所以不难理解你有时会觉得自己独自在沉默和黑暗中摸索前进。

要知道，在接受癌症治疗后对性生活感到担忧是正常的。据统计，高达 75% 的乳腺癌受访者称有性生活方面的担忧。然而，这种问题很常见，并不意味着它们就不可避免。本章将解释为什么癌症治疗后可能会遇到一些与性健康相关的问题以及应该如何应对。采取积极的手段，保持开放的心态，你可以在性生活中找到快乐。

癌症治疗如何影响性健康

外科手术、化疗、放疗和内分泌治疗——所有这些治疗手段都可能影响性体验。患者在康复过程中的情绪也会产生一定影响。压力、担忧、内疚或抑郁都可能影响性功能，包括性欲、性唤醒和性高潮。

癌症治疗对性行为影响的方式可能因性别、性伴侣以及伴侣之间的关系状况而存在差异。以下是乳腺癌幸存者可能会遇到的一些问题。

阴道壁的变化

某些乳腺癌治疗方式，包括化疗和内分泌治疗，可导致雌激素水平下降。较低的雌激素水平会导致外阴和阴道壁缺乏弹性，变得更薄、更狭窄，更容易出血、撕裂。上述变化被称为外阴阴道萎缩，这些变化会让许多人在性生活中感到疼痛。

勃起功能障碍

对男性乳腺癌患者来说，乳腺癌治疗的罕见副作用是在性生活中无法勃起或勃起不坚。这种情况被称为勃起功能障碍，更常见于前列腺癌、膀胱癌、结直肠癌的放疗或外科手术后。然而，有些人在接受化疗或内分泌治疗后也可能出现这种情况。

性欲下降

如果经历了与乳腺癌治疗相关的问题，比如女性由于外阴阴道萎缩引起的阴道疼痛，或者男性出现勃起功能障碍等，患者的性欲可能会下降。此外，化疗和内分泌治疗会使激素水平发生紊乱，并使性欲下降。性欲也会因恐惧、焦虑和悲伤等情绪而降低。

另一个常见的罪魁祸首就是容貌焦虑，即对自身身体形象的担忧。患者可能会担心自己的外表发生了变化，可能觉得自己不再有吸引力或缺乏自信。接受过乳房切除术的患者尤其容易出现这种担忧。切除整个乳房（乳房切除术）或改变乳房的外观和触感（乳腺癌保乳术）可能会影响患者在性生活中的形象。

前戏和达到性高潮相关问题

如果在癌症治疗前能达到性高潮，那么在未来很可能依然能达到性高潮。但过去能激发性欲的抚摸或刺激方式可能不再那么有效。例如，过去的前戏方式可能包括抚摸乳房或乳头。如果接受过乳房切除术，乳房区域或乳头可能会失去部分或全部感觉。另外，抚摸乳房或乳头区域也可能引发复杂的情绪，从而抑制性唤醒。

第九章　性健康

请记住，随着身体的恢复，乳头和乳房区域的敏感度可能会持续改变。可能需要长达一年的时间才能知道未来相应区域的感觉会是什么样子。

外阴阴道萎缩也会影响达到性高潮的能力。如果生殖系统不健康，性器官的感觉功能以及和性高潮相关的功能往往会受到影响。在性生活中，由于性器官萎缩引起的性交疼痛也会降低达到性高潮的可能性。

恢复性健康

如果正在经历乳腺癌治疗后的性生活问题，你可能会对谈论它感到尴尬、不适。这是可以理解的。通常性生活本身就是一个令人难以启齿的话题，并非所有人都可以很自在地谈论性健康问题。对此，人们往往避而不谈，以避免任何潜在的尴尬。然而，表达出自己的担忧——甚至大声说出对这种担忧的紧张——是恢复性健康的关键一步。这可能需要一些勇气，但通过向伴侣倾诉或寻求医疗保健专业人士的指导，你很可能会再次享受令人满意的性生活。与自己信任的人讨论这些问题，往往可以为一些创造性的解决方案打开大门。以下是可以采取的恢复性健康的其他措施。

消除性交时的阴道疼痛

如果性交时由于阴道组织干燥或其他变化而引起疼痛，

不要勉强自己，由此导致的性交疼痛会造成局部组织的损伤，从长远来看，往往会导致疼痛症状和性健康水平的恶化。相反，请尝试以下解决方案。

使用水基润滑剂

润滑剂有助于减轻性生活中的不适。润滑剂有水基或硅基配方，或者两者兼有的混合配方。水基润滑剂在性生活中通常需要重复使用，但用肥皂和水很容易清洗。硅基润滑剂持续时间更长，可以少量使用，但不容易清洗。如果可能的话，寻找不含甘油或对羟基苯甲酸酯的有机产品，因为这些成分会刺激阴道外部（外阴）区域。

水基润滑剂通常在药店和超市有售。硅基产品和更多种类的水基润滑剂通常可以从网站、一些医疗供应商和成人用品专卖店买到。尝试找到自己喜欢的产品。避免使用凡士林和其他油基润滑剂，它们可能会使人更容易感染酵母菌。

延长非插入式性行为的时间

在尝试插入式性交之前，要确保自己已经处于完全性唤醒的状态。长时间的抚摸和其他类型的非插入式性刺激，可以让身体感觉被更充分地激发，从而增加性欲。

尝试不同的体位

选择有良好灵活性的姿势，并根据需要控制性交的节奏。性行为有很多种方式。要有创造性，探索让自己感觉良好的方式。

使用润滑剂的小提示

润滑剂有助于减轻性交时的不适。以下是一些使用建议。

- 性交前,将润滑剂涂抹到阴道内及外部周围区域。
- 甘油是水基润滑剂中的常见成分。如果使用后感到瘙痒,可以选择硅基润滑剂或不含甘油的水基润滑剂。
- 硅基润滑剂非常滑。如果这种产品流到地板上,可能会导致滑倒。
- 如果伴侣有勃起功能障碍,可以考虑使用硅基润滑剂的替代品。使用硅基润滑剂可能导致摩擦减少和刺激降低,并可能延迟或降低性高潮的体验。

练习深呼吸

学习能够使肌肉放松的呼吸方式,这将有助于缓解性生活中的不适或疼痛。放松式的呼吸也有助于改善身心健康。

大胆说出来

如果在性生活中感到疼痛或遇到困难,可以告诉伴侣。休息一下,让自己放松下来。如果疼痛持续存在,和伴侣讨论一下,选择不痛苦的性爱方式。

与医疗团队交谈

如果性交疼痛或生殖器疼痛始终存在,盆底物理治疗可能会有所帮助。在盆底物理治疗专家的指导下,通过使用盆底肌肉放松技术、拉伸、深呼吸和其他方法可以减轻疼痛和改善性体验。

对于阴道疼痛,可以预先使用阴道扩张器。它可以轻柔地延展阴道组织和盆底肌肉。阴道扩张器有各种样式、各种尺寸,包括涂有润滑剂的乳胶、塑料或橡胶圆柱体。

勃起功能障碍时寻求帮助

如果正在经历勃起功能障碍,即使有点尴尬,也要和医疗团队成员谈谈。这不是自己必须默默忍受的问题。药物或其他直接治疗可能有助于解决这个问题。还可以尝试新的触摸和刺激方式,以帮助达到性高潮。

提升身体形象

许多乳腺癌幸存者在接受治疗后会对自己的身体产生负面感受。对自己身体的感觉会影响情绪和整体幸福感。它也会直接影响对性生活的兴趣。如果觉得自己不性感,那性爱

如果你在与第一位医生谈论性健康相关问题后没有得到帮助,可以继续向其他医生寻求支持和帮助。初级保健医生和妇科医生在乳腺癌治疗后的性健康问题上可能并不像乳腺专科医生那样经验丰富。——医生 L. H.

就没那么吸引人了。

然而，好消息是随着时间的推移，乳腺癌幸存者对自己身体的接受度会越来越高。其实你不必等到以后才接纳自我。在当下不论性别，都可以掌控自己的身体形象和性生活。以下是一些乳腺癌幸存者认为有益的建议。

运动起来

体育活动有助于促进良好的自我认知和树立积极的身体形象。进行有目的的体育活动——无论是参加有氧运动还是在小径上行走——有助于将注意力从身体外观本身转移到它能做些什么上。

展示自己

试试新发型或新发色。穿那些能突显自己感到满意的身体部位的衣服。一位癌症幸存者表示，当她要度过艰难的一天时，她会选择所谓的"能量服装"："我会穿上它，因为它能让我更有信心，让我振作起来。"

寻求接纳

他人如何看待和对待你，对你如何看待自己有很大影响。在生活中，寻找那些能接纳你的人。如果可能的话，减少和那些过分注重外表的人在一起的时间。

与其他乳腺癌幸存者交谈

一些人发现与其他乳腺癌幸存者分享对身体形象的想法和感受会有一种治愈感。听到他人学会了如何接受和欣赏自己的身体，可能会使人深受鼓舞。

依靠伴侣

如果你和伴侣处于稳定的信任关系中，告诉伴侣你需要一些鼓励。处于健康关系中的伴侣通常愿意提供帮助，并且很可能会为能够提供帮助而感到高兴。针对女性乳腺癌幸存者的研究表明，伴侣对其外表表示积极肯定，会使她们形成更好的自我认知。

善待自己

不要纠结于癌症是如何改变自己外表的，而是要尝试去关注自己的优点。正如一位乳腺癌幸存者所说，"我认为我经历了很多，我的身体也经历了很多。所以我赞扬自己。"这种感恩和自我欣赏可以帮助克服身体的缺憾。想想生活中美好的事情以及那些值得感激的事情。

重新认识自己的身体

如果在性唤醒或性高潮方面存在困难，可以尝试一种技巧，那就是躯体映射，也被称为快感映射，它涉及通过探索性的触摸重新找到身体的敏感区域。有些人喜欢自己进行，也有人喜欢与伴侣一起探索身体的敏感区域。

与伴侣重建联系

如果处于稳定的两性关系中，改善性亲密关系的最好方法之一就是保持良好的沟通。乳腺癌治疗后，许多夫妻在性生活方面陷入了沉默的恶性循环。双方都认为自己知道对方在想什么："她不再亲近我了。""他不喜欢我的身体。他不再觉得我有吸引力了。"这些无声的假设可能会导致误解、伤害感情，以及导致双方之间出现日益加深的鸿沟。

进行对话

尽管可能会感觉很尴尬，但大胆地谈论关于性生活的问题有助于恢复良好的气氛，重建情感和身体上的亲密关系。如果想重新建立性关系，那就从让伴侣知道开始。说出这些感受可以帮助打破双方之间可能出现的一些壁垒。通过分享自己对性生活的一些想法和期待来开展对话。询问伴侣有什么想法或期待。尽力保持一种开放和积极的态度——其实在这个过程中双方已经经历了很多。

保持耐心

人们可能会对重新建立性关系感到害羞，尤其是在已经有一段时间没有性生活的情况下。记住，这不是一场比赛。允许自己按照需要慢慢来，并在这个过程中与伴侣保持沟通。而且，别忘了在这个过程中享受乐趣，甚至开怀大笑。人们很容易对性生活的问题过于严肃。在性生活出现小问题时，善意的微笑可以打破尴尬，拉近双方之间的距离。

为浪漫留出时间

在你准备好时，和伴侣来一次约会吧。使用灯光、音乐、香水或所有这些营造出一种浪漫的氛围。慢慢来，专注于性唤醒。慢慢地和伴侣一起重新认识自己。双方达成默契不马上进行某些性行为，比如性交，这样可以帮助你放松并减轻焦虑，让你们重建性亲密关系。

对探索持开放态度

和伴侣花点时间来探索哪些方式可以使自己在性爱中感到舒适，而哪些方式会让自己感到不适，但不要给自己设定必须达到性高潮的目标。可以尝试体验不同的性交体位或使用性辅助工具。

性幻想可能是在性生活中重新发现性快感的另一种方式。在性生活开始之前或期间，试着自己或与伴侣一起幻想。这样做可以帮助激起性欲，让注意力从消极的想法中摆脱出来。

重新定义性快感

许多人把性等同于性交。如果这种性行为不再让人觉得舒服，夫妻双方可能都会感到失望或沮丧。如果性生活中出现疼痛，需要停下正在进行的性行为。但这并不意味着必须停止所有的性爱方式。与其放弃，不如探索那些不会带来痛苦的性爱方式去给予和接受性快感。可以通过亲吻、抚摸、拥抱来享受性快感。

选择与性治疗师合作

有时，来自合格的性治疗师的行为和心理支持有助于应对乳腺癌术后的性健康问题。治疗可能侧重于提高沟通技巧，解决身体形象认知问题，或练习减轻焦虑和提高性生活满意度的技巧。性治疗师可以提供关于改善性体验的辅导，并推荐一些阅读材料或建议在家完成的行为练习。夫妻间、两性伴侣间的同期治疗可以解决更为广泛的性伴侣问题，也可能有助于增加两性之间的亲密感和性欲。

患乳腺癌后的约会

如果你在确诊乳腺癌前还是单身，可能会暂时不考虑约会。现在治疗结束了，你可能已经准备好约会了。同时，这种重新约会的想法可能会让你感到焦虑。许多癌症幸存者都担心他们的病史会吓跑潜在的伴侣。一项针对网上约会者的研究表明，大多数人不会因为对方曾患有癌症而放弃约会。专家们一致认为，癌症病史不应该影响你寻找属于自己的浪漫的机会。

尽管这听起来让人安心，但你可能仍然对如何应对约会心存疑问。

什么时候可以提起癌症

对于这个问题，没有一个放之四海而皆准的答案。这取决于提及这个话题时的场景，以及你的性格。如果你是一个喜欢坦率的人，可能会在线上交友网站的个人资料中就提到自己的患癌经历。你可能会在与约会对象第一次在线交谈或第一次见面时提及这个话题。其他人更喜欢在建立起舒适感和信任感后再讨论这个话题。在讨论患癌经历之前，他们希望先看看是否有可能与对方建立长期稳定的关系。

关于癌症病史，应该透露多少

这是另一个没有标准答案的问题。有些人在开始一段新的关系时会谨慎地考虑应该和另一半分享多少自己的经历。癌症可能会影响身体健康水平、性或生育能力。所以如果最初想保持这些问题的私密性，这是可以理解的。随着双方关系的发展，慢慢地与对方分享信息会让你感觉更自在。也有人喜欢一开始就坦白一切。他们想了解对方的反应，并立即解决问题。无论以怎样的节奏和对方沟通，重要的是要坦诚。

应该说些什么

在交谈之前，花点时间计划一下。想想你准备如何提起这个话题，以及你想如何措辞。你甚至可以试着和自己信赖的朋友先练习一下，大声地说出自己想说的话。

作为对话的一部分，可以考虑分享讲出这些经历后自己的感受。这样做可以帮助对方更好地了解你的过往以及知道如何恰当应对。例如，你可能会说，"这对我来说有点可怕。我担心这会改变你对我的看法。"你也可以通过问一些开放式的问题来深化对话，比如，"你对此感觉如何？"或"你有什么想问的吗？"

应对被拒绝的恐惧

如果你害怕重新开始约会，这很常见，你并不孤单。研究表明，约会焦虑在乳腺癌幸存者中很常见。例如，在一项研究中，患有乳腺癌的女性更有可能对自己的外表过于苛刻，这与她们的自我价值观有关。对一些癌症幸存者来说，对被拒绝的恐惧使他们根本不敢去约会。

如果外表变化影响了自信，可以参考第125~128页有关提升身体形象的方法。以下是一些其他策略。

练习自我同情

自我同情是一种态度。它包括善待自己，尤其是当你陷人苛刻的自我评价时。自我同情有助于使你记住所有人都是不完美的，这其实没关系。试着用对好朋友说话的方式与自己交谈。这样可能会减轻一些对约会的恐惧。

把注意力从约会上移开

拥有浪漫或性感的伴侣并非找到有意义的感情或感受爱的唯一办法。和朋友在一起，和家人在一起，也是感觉爱的有效方法。参加自己喜欢的团体活动。请对团体成员保持开放的心态，无论他们可能是朋友还是伴侣。

与有同样经历的人交谈

与值得信赖的单身朋友或乳腺癌互助团体的单身成员分享自己的经历和担忧。大声说出自己的担忧往往可以消除一些焦虑。听听别人的经历可以让你重拾信心再次尝试约会。

一步一步地尝试约会

尝试通过改变自己的预期来消除一些压力。试着把约会看作一个在社交上拓展自我的机会。如果有人对你的主动没有反馈，不要认为这是因为癌症。有些人可能就是彼此不适合，即使在你患癌症之前也是如此。

寻求专业支持

如果对约会的焦虑让你深陷其中无法自拔，可以考虑向有执照的心理治疗师或者性治疗师寻求帮助。这些心理健康专家可以帮助你克服恐惧，重拾信心，再次振作起来。

第十章

生育和妊娠

　　大约 10% 的乳腺癌幸存者在确诊时处于生育年龄。如果你是这个群体中的一员，你可能想了解在接受乳腺癌治疗后生育宝宝是否安全可行，或者乳腺癌病史是否会影响到自己的宝宝。或者，你还没有考虑怀孕这件事，抑或你根本不打算要孩子，而是在避孕措施方面有疑问，尤其是在你不能再使用基于激素类的避孕措施的情况下。在步入癌症之旅的生存阶段时，许多人都会担心自己的生殖健康。虽然统计数据显示，平均而言，乳腺癌幸存者怀孕的比例比起没有患过癌症的女性要低 40%~60%，但好消息是，许多乳腺癌幸存者确实可以实现妊娠且成功诞下健康的宝宝。而对那些希望避孕的人来说，也有安全有效的避孕选择。

　　有时，人们可能会觉得生育和避孕等话题并没有得到与癌症幸存者的其他方面同等的关注，而解决这些问题是所有幸存者护理计划的重要组成部分，也是影响乳腺癌幸存者身心健康的重要因素。如果医疗团队成员还没有和你讨论过这些话题，不要犹豫，开始思考吧。本章涵盖了乳腺癌幸存者生殖健康的各个方面，可以为你与医生或医疗团队的其他成员进行深入讨论奠定基础。

避孕

研究发现，在乳腺癌幸存者中，意外妊娠是很常见的，其原因可能涉及许多因素。乳腺癌幸存者常有一种误解，认为乳腺癌治疗会损害卵巢功能，继而导致不孕，因此怀孕几乎是不可能的。

一些乳腺癌幸存者还可能认为，使用宫内节育器这样的避孕方法对她们来说是不安全的。还有一些人认为，她们不能口服激素类避孕药物，所以没有其他避孕方式可供选择。另有一些乳腺癌幸存者可能未能进行恰当的咨询，以帮助她们选择有效的避孕方法。

这些情况可能就是为什么一些乳腺癌幸存者完全放弃避孕措施或使用效果较差的避孕方法，比如体外射精。英国最近的一项研究强调了生殖咨询对乳腺癌幸存者的重要性。研究人员发现，该研究中近2/3的乳腺癌幸存者尽管没有生育意愿，也没有采取任何避孕措施。不幸的是，这增加了她们意外妊娠的风险。计划外妊娠是一个问题，因为许多乳腺癌患者需要长期（5年或更长时间）接受内分泌治疗（如他莫昔芬）以防止癌症复发，而这些药物可能对发育中的胎儿有害。

选择避孕措施

对大多数乳腺癌幸存者来说，非激素类避孕措施似乎是最安全的选择，也是卫生保健专业人员通常推荐的。有效的非激素类避孕措施如下。

含铜宫内节育器：Paragard 是一种宫内节育器，为绝经前女性提供长期（长达 10 年）的生育控制。该装置是一个 T 形塑料框架，可插入子宫内。它在预防妊娠方面的有效性高达 99%。缠绕在该装置上的铜线会产生对精子和卵子有害的炎症反应，从而防止怀孕。

双屏障避孕法：这种方法使用两种避孕方式——避孕套或阴道隔膜，结合非处方杀精剂（如壬苯醇醚-9）或处方阴道避孕凝胶（如 Phexxi）。这种方法在预防怀孕方面的有效性达 75%~80%。

绝育：在女性中，这被称为"输卵管绝育"或"输卵管结扎"；在男性中，这叫作输精管切除术。这些手术可以阻止卵子或精子的流动，适用于那些不想要孩子或已生过孩子的人，在防止妊娠方面的有效性高达 99%。

激素类避孕方法如何

关于激素类避孕方法（包括宫内节育器、注射剂和药片）如何影响乳腺癌患者的癌症进展，我们所知甚少。激素类避孕方法，包括雌激素和孕激素联用或者单用孕激素，会促进癌症的生长。

由于安全性无法得到保障，卫生保健专业人员通常建议

卵巢抑制药物有避孕作用吗

简短的答案是：没有。卵巢抑制药物，也被称为GnRH类似物，常作为患激素受体阳性乳腺癌的绝经前女性患者的辅助内分泌治疗药物，如亮丙瑞林（Lupron）或戈舍瑞林（Zoladex）。在这种情况下，用药目的是暂时抑制卵巢功能，以降低体内雌激素水平，从而降低癌症复发的风险。（在乳腺癌治疗期间，这些药物也可以用于保留生育能力。）

你可能会认为，你正在应用卵巢抑制药物，而这类药物会导致大多数女性停经，因此你无须采取避孕措施。但是，一些女性的卵巢功能可能不会被完全抑制住，因此仍有怀孕的可能性。所以，不要认为接受GnRH类似物治疗就一定不会怀孕。和初级保健医生讨论，找到适合自己的非激素类避孕措施。

激素受体阳性乳腺癌患者避免使用这种类型的避孕措施。

对于那些激素受体阴性的乳腺癌患者或者非浸润性乳腺癌（导管原位癌）患者，激素类避孕方法可以是一种选择，但这需要根据患者的具体情况考虑，并在与医疗团队成员充分讨论风险和益处之后再做决策。

癌症后妊娠

乳腺癌治疗后计划怀孕是可行的。研究表明，大约一半被诊断患有乳腺癌的年轻女性在治疗结束后表达了生育的意愿。但化疗、放疗、内分泌治疗和手术等治疗会损害卵巢功能或干扰月经周期，引发暂时或永久性不孕。和许多乳腺癌幸存者一样，你可能会担忧自己是否能够顺利妊娠，并担忧妊娠可能会受到一系列因素的影响。你可能会担心自己过去的治疗会直接影响胎儿或者造成妊娠并发症。你还可能想知道妊娠本身是否会增加乳腺癌复发的风险。

常见问题

以下是乳腺癌幸存者关于癌症治疗后妊娠的常见问题。

我能怀孕吗

虽然无法确定乳腺癌幸存者个体是否有可能成功妊娠，但许多女性在乳腺癌治疗后确实怀孕并生下了健康的宝宝。自然受孕并不少见。同时，有多种因素会影响成功妊娠的可能性，包括：

- 年龄。
- 所接受的治疗类型（化疗会减少女性的卵子数量）。
- 治疗过程中采取的保护措施，例如使用药物，如亮丙瑞林或戈舍瑞林，暂时抑制卵巢功能。
- 治疗前的生育状况。

- 相关精子的健康状况。
- 剩余卵子的数量和质量,也被称为卵巢储备。
- 尝试妊娠的频率。

癌症治疗前是否采用了生育能力保存技术也是一个影响因素。保存方法包括以下几种:冻卵,也称为卵母细胞冷冻保存,以备将来受精和着床;冷冻已由伴侣或供体精子受精的卵子,称为胚胎冷冻保存,以备将来着床;将手术切除卵巢部分或整个卵巢进行冷冻,被称为卵巢组织冷冻保存。这些操作在治疗前或治疗期间进行,提供妊娠的其他选择。

卵巢损伤的风险很大程度上取决于所接受的癌症治疗类型。比如,某类化疗药物可能比其他类型的治疗造成更大的损害。一项针对接受化疗治疗的乳腺癌患者的小型研究发现,高达 3/4 的入组患者的卵巢功能得到了恢复。然而,这并不能保证一定能顺利妊娠。血液和影像学检查,比如超声,可以帮助确认卵子供应或卵巢储备是否正常。

何时怀孕安全

安全的妊娠时机取决于很多因素,无论是否患过癌症。幸运的是,在治疗结束后不久就怀孕,癌症复发的风险似乎并不会增加,即使是对于激素受体阳性的乳腺癌患者。母乳喂养似乎也不会增加癌症复发的风险。

最新研究表明,在治疗结束后的两年内妊娠对母亲和婴儿没有伤害,尽管某些妊娠并发症的风险可能会增加,这将在下一节讨论。

男性乳腺癌幸存者的生育选择

男性乳腺癌患者通常会接受与女性患者相同的治疗，因此也面临不育的风险。癌症治疗会损害精子，减少精子的产生，降低生殖所需的激素水平，包括睾酮。男性患者的备孕选择如下。

- 精子库：男性癌症患者可选择在治疗前将精子冻存起来。这个过程也被称为精液冷冻保存，包括精子的冷冻和储存。精子可以无限期地冷冻保存。
- 提取睾丸精子：虽然癌症治疗可能会损害精液中的精子，但睾丸中有时仍可能有健康的精子。睾丸精子提取涉及切取小块睾丸组织以寻找健康的精子细胞，这些精子细胞可用于体外受精。

如果你正在考虑怀孕，请和妇产科医生、肿瘤科医生以及医疗团队的其他成员讨论这个问题。如果你正在接受辅助内分泌治疗，需要停止服用药物，并等待药物从体内清除后再妊娠，因为该类药物可能对发育中的胎儿有害。

好消息是，根据最新一项针对早期激素受体阳性乳腺癌年轻女性受孕和妊娠的研究，暂停内分泌治疗以妊娠分娩，并不会增加癌症复发的风险。此外，该研究中的大多数女性都如愿妊娠并顺利生下了健康的宝宝——这对希望组建家庭的年轻乳腺癌幸存者来说是令人鼓舞的结果。

过去的治疗会影响妊娠和宝宝吗

产前护理对妊娠和分娩至关重要。但对乳腺癌幸存者来说，还有一些额外的担忧。平均而言，乳腺癌患者群体的妊娠往往会导致婴儿出生体重较轻，胎龄较小，早产的可能性更大，剖宫产的可能性也更大。

然而，总体而言，大多数接受过乳腺癌治疗的患者所生的宝宝都是健康的。与那些母亲没有乳腺癌病史的宝宝相比，他们并没有表现出更多的遗传缺陷或产后健康问题。但也有例外情况：特定基因突变会增加孩子患癌风险，在这种情况下，孩子有 50% 的概率遗传这种基因突变。遗传咨询师可以帮助了解这些遗传风险。如有需要，可向初级保健医生或肿瘤科医生寻求转诊。

生殖技术的选择

虽然乳腺癌治疗后自然受孕是可行的，但也可能很难实现。如果是这样的话，可以考虑使用辅助生殖技术。

体外受精

体外受精是最常见的辅助生殖技术。它涉及应用特定的药物来刺激卵巢排卵。如果在治疗前就开始体外受精过程，卵子会被收集起来，并在实验室里与伴侣或供体精子进行受

怎样防止孩子遗传乳腺癌基因

当考虑妊娠时，携带有BRCA1和BRCA2等遗传突变基因，确实是一个值得关注的问题。患者可能会担心把这种突变基因遗传给孩子。携带突变基因的人，其子女有50%的概率遗传到这种变异基因。由于乳腺癌相关基因变异是显性遗传的，父母中只要有一方携带有缺陷的基因，就会增加孩子患乳腺癌和其他类型癌症（包括卵巢癌、胰腺癌和前列腺癌）的风险。

如果癌症与遗传基因突变有关，可能需要与医疗团队或遗传咨询师讨论基因检测问题。一些尝试怀孕的人选择进行胚胎植入前遗传学检测（PGT）。该技术可以检测出染色体异常[称为植入前非整倍体检测（PGT-A）]，或与遗传疾病相关的特定突变[称为植入前单基因遗传病检测（PGT-M）]。当试图通过人工试管授精怀孕时，可以采用这种检测方法对胚胎进行先天性异常筛查。那些没有异常的胚胎会被植入子宫，并期待能顺利着床。

虽然这个过程消除了孩子携带致癌基因的风险，但并不是每个人都适合或愿意选择这种方法。如果只是为了选择健康的胚胎而进行植入前遗传学检测，保险可能不会覆盖相关费用。对一些人来说，从宗教或伦理的角度去看，选择哪些胚胎有机会发育而丢弃多余的胚胎可能是不可接受的事情。

精。如果受精成功，单个或多个胚胎会被植入子宫或冷冻供以后使用。当准备怀孕时，胚胎会被植入子宫，并通过使用额外的激素来帮助着床。在许多情况下，第一次尝试试管婴儿可能并不成功，这个过程（也称为一个周期）可能需要重复进行。

第三方生育选择

第三方生育选择是另一种生育方式，可能涉及如下几种选择。

卵子捐赠

如果女性乳腺癌患者在治疗前没有冻存卵子，采用他人的卵子可能是一种选择。卵子通常来自家人、朋友或匿名捐赠者。捐赠者要经过筛选，以确保没有严重的健康问题。然后，将对卵子进行前述的体外受精过程。

精子捐赠

对于治疗前没有储存精子的男性乳腺癌患者，使用由健康男性捐赠的精子可能是一种选择。捐精者通常是匿名的，不过精子会经过严格的疾病筛查。通过捐赠者的精子孕育的胎儿会遗传捐赠者的基因。

领养

还有一种组建家庭的方式是领养婴儿或儿童，但需要达到一定的条件。领养机构可能会要求提供健康证明，或者要求在完成治疗后等待一段时间。不同国家和地区关于领养的法律法规和领养要求有所不同。专门负责领养事务的社会工作者或律师可以提供领养指导。

需要注意的是，上述许多选项都很昂贵。这些费用可能会增加很多癌症患者的经济负担。但是，你可能会获得财政资源方面的帮助。请向医疗团队成员寻求帮助，他们可以将你转介给社会工作者或财务顾问，以帮助你做出合适的生育选择。

应对情绪

和癌症一样，不孕不育会产生深远的影响，影响心理健康、人际关系和经济状况。同时应对癌症和不孕不育尤其具有挑战性。

在处理情绪时，有一点非常重要：给自己足够的时间并允许自己悲伤。虽然没有经历过癌症和不孕不育的人很难理解你所经历的一切，但亲人无疑是你的依靠。保持与伴侣、家人和朋友的顺畅沟通，避免自我孤立。你也可以寻求心理健康专家的帮助，或者找一个当地的互助团体，在那里你可以和有类似情况的人交谈，或者两种方式同时进行。

你要意识到，产生愤怒、失落或者其他情绪是一件很自然的事情。学会同情并原谅自己，时间会治愈一切。

第十一章
家人和朋友

在癌症治疗期间，一些家人和朋友也许会围绕在你身边，为你提供宝贵的支持，并适应你的各种需求；另一些人可能会疏远你，或者避免谈论你的病情；还有一些人可能会过于热心，问一些你不愿意回答的问题。你必须尽可能好地应对这一切。

现在，你正处于这样一个阶段，你需要以一种新的方式处理自己的人际关系。

你可能会想，在从癌症治疗对身体和情感的影响中恢复的同时，平衡家人、朋友的期望与自己的需求。朋友和家人通常期望在你结束治疗后生活能恢复到原来的节奏，却没有意识到患癌经历可以改变一个人。

你可能会对自己的社交生活产生困惑。如何巩固可能已经动摇的友谊？如果你想专注于自己的康复，有没有一种方法可以得体地退出原有的社交圈？如何在保护自己隐私的同时，以开放的心态面对生活中的人？

在接下来的几周和几个月里，你可能会遇到一些人际关系难题。知道可能会发生什么可以帮助你应对这些挑战，并克服它们。

慢慢回归家庭生活

对一些夫妻和家庭来说，癌症反而会让彼此之间更加亲密。以前的争执、分歧和烦恼在疾病面前似乎都消失了。大家学会了珍惜彼此相处的时光，彼此之间的关系会变得更牢固。

疾病会给人际关系带来压力。如果在癌症确诊之前，人际关系就很紧张，那么现在人际关系可能会变得更加紧张。即使在和睦的家庭中，癌症康复期也往往伴随着各种磕磕绊绊。重新回到正轨并不总是一帆风顺的。重新定位自己的角色，找到适合自己和所爱之人的新节奏，往往需要时间和精力。

常见的挑战

癌症或多或少地扰乱了家庭生活的节奏，带来了意想不到的挑战。以下是夫妻和其他家庭成员可能面临的一些常见挑战。

强烈的情绪波动

家人可能一直专注于帮助你完成治疗。和你一样，他们也过着日复一日的生活，一步步地面对着生活的挑战。现在

> 在家人和朋友面前表现出脆弱和真实是很重要的。 ——患者 L. K.

积极治疗结束了，所有被抛在一边的感觉、想法和恐惧可能会一股脑地涌上心头，给他们带来沉重的打击。他们可能需要时间来消化自己在你接受治疗期间的经历。意识到他们可能和你一样也在处理某些想法和情绪会有所帮助。

角色和职责的改变

如果你在患癌症之前承担了大部分的家庭责任，你可能会发现在治疗期间，伴侣不得不承担起这些责任。也许你不得不放弃一些自己的家庭责任或者工作来接受治疗。

反过来，伴侣可能会承担额外的责任，比如做饭、照顾孩子或做额外的工作。其他家庭成员，比如十几岁的孩子，可能也会分担你在过去承担的责任。决定何时以及如何回到以前的家庭生活模式——或者创造一种新的家庭生活模式——可能会令人感到困惑和尴尬。

令人困惑的期望

康复并不总按照你或家人所期望的时间表进行。你可能以为一切都会马上恢复正常。问题是，你可能还没有准备好承担以前的所有职责和日常事务。你的观念和意愿也可能发生了变化。也许你不再想承担同样的职责和日常事务，也许你想做出改变。

如果康复进展没有期望中的那么好，你和家人可能会感到沮丧。有时你可能会感到压力，要做的事情超出了自己的能力范围。你在治疗过程中获得的所有支持似乎都消失了。

另外，一些亲人可能会过于关心你。你可能会发现自己被善意绑架。有些家庭成员可能过于关心你，在你不需要帮助的时候坚持为你做事。他们爱你，想要帮助你，但事实上他们过于热心了。

团队协作

在自身康复和家人的需求和期望之间寻找平衡点是很困难的。在大多数情况下，沟通是关键。彼此坦诚地交谈，有助于了解对方的想法，并解决问题。

有些家庭发现，安排每周或每月的家庭会议来讨论面临的挑战并相互沟通是很有帮助的。这是一个鼓励大家坦诚交流各自感受的好时机。以一种冷静和尊重他人的方式分享自己的想法和情绪，可以帮助缓解紧张关系，让家庭成员之间更亲密。

以下是相互支持、团队协作的其他方法。

保持耐心

有时，你会觉得自己的康复速度慢如蜗牛。你想重新承担起以前的责任，但你可能还做不到。一定要平衡好自身康复和重新适应日常生活。为康复留出时间，可以降低受伤的风险，也能避免疲劳加剧。试着过好每一天。随着你不断康复，你会到达一种自我感觉舒适的状态。

也请家人耐心等待。让他们知道你什么时候需要休息，什么时候准备好回归家庭活动。

一些癌症幸存者觉得在癌症治疗期间已经得到了很多支持，现在再寻求帮助会感到内疚。他们认为现在应独自面对，但这可能还不现实。

如果你还没有准备好承担自己在癌症确诊之前的家庭责任，不要有压力。但是，一定要告诉家人你的实际情况，这样他们就不会感到疑惑了。明确说明自己能做什么，不能做什么。

此外，一些家庭成员可能会坚持帮你做你完全有能力完成的事情。他们可能会在你周围徘徊，或者迫使你多休息。这种过度保护虽然出于善意，但也可能令人沮丧。不要害怕，说出来，让家人知道你感激他们的照顾，但你已经准备好承担自己的职责了。向家人解释做这些事务可以让你感觉更正常，也有助于你的康复。

确定优先考虑的事项

对夫妻和其他家庭成员而言，你们需要考虑家庭中的所有职责，并确定哪些事情对你们来说最重要，哪些事情可以再搁置一段时间，以及哪些方面可以暂时降低标准或寻求帮助。

也许可以减少清洗淋浴器的频率，或者让要洗的衣服堆得高一点。或许可以询问朋友或亲戚是否愿意帮忙做一些家务活，比如打扫庭院、买东西或做几顿饭。如果可行的话，可以雇人帮忙做家务，以换取几周或几个月的轻松。

表达感激之情

让伴侣、孩子和其他家庭成员知道，你感激他们对你的帮助和支持。例如，如果孩子承担了额外的家务，认可他们的付出对你很有帮助。也许他们的帮助让你节省了精力去参加一个你本来无法参与的家庭活动。当你能够重新承担这些家务时，确保孩子明白这些责任不再落在他们的肩上。

一起享受乐趣

生活中并不只有癌症这一件事，但有时人们很难记住这一点。通过参与能让全家人感到快乐的活动来提醒家人。比如，一起看一部能让你们开怀大笑的电影，绕着街区走一圈，玩桌游或电子游戏，或者参观动物园或博物馆。

寻求帮助

应对康复过程可能需要一些你和家人在日常生活中不

生活中的许多事情都会让我们意识到生命的脆弱。癌症是这样，衰老和其他身体疾病也是如此。最近母亲的去世让我觉得自己就像身患癌症一样无所依傍。而我的女儿，也差点在一场突如其来的事故中丧命。我们能做的最好的事情就是珍惜我们所拥有的每一天，努力做个好人，去爱那些爱我们的人。——患者 P. W.

常用到的技能。此时，进行心理咨询以寻求帮助不仅是合适的，而且往往是明智的。

精神导师或有执照的心理健康专家可以为你和家人提供一个途径，以讨论和解决自己可能无法表达的感受。他们可能还会提供应对技巧，帮助增强人际关系，解决分歧。

支持孩子

在治疗结束后，孩子可能想知道为什么你不能立即变回原来的自己。如果你还不能像以前那样完全参与他们的生活，他们可能会担心这是他们的错。他们也可能会问，接下来医生会做些什么来保障你的健康。

大多数父母的本能是保护孩子远离棘手的话题。但是，当给孩子提供适合他们年龄和成熟度的信息时，他们会做得更好。如果没有准确的信息，他们可能会对正在发生的事情产生误解，或者编造出与现实不符的理论。当你愿意分享信息并解答他们的疑问时，孩子往往不会那么害怕。开放的交流也能培养一种支持、亲密和信任的感觉。作为回报，他们也会更愿意与你坦诚地分享自己的生活。

解释自己的康复会如何影响日常生活

如果康复进展缓慢，你的体力可能会很弱。疲劳或疼痛等症状可能使你难以与孩子一起玩耍或以你想要的方式参与孩子的活动。坦诚地告诉孩子你的康复可能会对他们产生什么影响。解释一下，在康复过程中，你可能无法参与你过去经常参与的活动和事件。让他们放心，你正在努力康复，这样你就可以继续参与其中了。告诉孩子你爱他们，并且随着时间的推移你会变得更加强壮。这种对话可以防止孩子产生误解或孤立感。

解释接下来会发生什么

告诉孩子你会继续接受医疗团队的后续护理。你所提供的信息的详细程度取决于孩子。例如，你可以告诉年幼的孩子，你会继续去看医生以确保健康。年长一点的孩子可能会从更深入的交谈中受益。他们可能想知道医疗团队是如何以及为什么要监测你的身体状况。你要准确地告诉他们，并分享你对最好结果的期望。让他们知道你得到了很好的照顾，医疗团队正在密切关注你的身体状况。

回答问题并主动提问

孩子接受的是与他们的心智水平相当的信息。随着年龄的增长，他们可能会问一些你已经回答过的问题，或者他们想获得更多的信息。准备好回答他们的问题，即使在接下来的几周、几个月甚至几年里你需要重复回答。

你也可以通过提问来邀请孩子分享他们的想法和感受。他们想了解你康复情况或后续治疗的哪些方面？或者他们觉得你告诉他们的信息量适中、太少还是太多？他们是否有什么想法、感受或问题不敢与你分享？

这类提问一开始可能会让人害怕。要深入了解孩子的感受是很困难的，尤其是当他们有消极的情绪时。孩子可能需要你主动与其沟通，特别是有时候他们害怕自己的想法或问题会给你带来负担。打开沟通的渠道，让孩子知道谈论他们内心的感受是可以的。解释一下，有各种各样的感受是正常的，即便是愤怒、悲伤等情绪。以身作则，告诉他们你也有这些感受。你也可以让他们放心，有问题尽管问，或者告诉你他们的想法，这些都没有问题。

关注孩子

密切关注孩子的行为。告诉对孩子重要的其他成年人你的病情，并请他们密切关注孩子的行为。老师、校长和学校辅导员可以提供支持，帮助孩子应对生活中的这一挑战。这有助于为孩子建立一个强大的支持网络。

如果孩子的行为出现明显的变化，如表现得更加幼稚，变得更黏人，遇事退缩或在学业中遇到困难，这都暗示孩子正处于挣扎之中。如果你或他人注意到孩子的变化，问问孩子过得怎么样，以及是否需要你或他人的帮助。如果孩子的行为变化持续超过几周，考虑与医生、护士、学校辅导员或心理健康专家谈谈。

多花时间和孩子在一起

孩子渴望与你共度时光，而陪伴是表达爱意的有力方式。如果你还在康复阶段，请选择低强度的活动。一起观看搞笑的电视节目或读一本书，玩纸牌游戏或玩拼图游戏，抑或去游乐场玩或一起散步，这些经历可以帮助你们重新建立联系并加强联结。

善待自己

在治疗和康复的过程中，作为父母的你可能会面临一些暂时的障碍。在康复过程中，抽出时间休息和放松可能会让你感到内疚。提醒自己，自我照顾以恢复体力和情绪，是重新投入父母角色的最佳方式。越早恢复体力，越早恢复健康，你就能越早全面参与孩子的成长。

与朋友重建联系

当遇到癌症这样的健康危机时，友谊有时会变得更加深厚。在治疗过程中，朋友可能会围绕在你身边，以各种有意义的方式给予支持。

然而，有些友谊可能会变得不稳定。某些朋友可能会因为亲近的人患上危及生命的疾病而感到害怕。你的病情可能会引起他们对自身健康的担忧或唤起他们失去亲人的痛苦回忆。还有些朋友可能不知道该说些什么或如何处理这种情

> **如何帮助孩子克服对癌症复发的恐惧**
>
> 与儿童和青少年谈论癌症复发这个话题是很棘手的。许多父母会回避这个话题。对年幼的孩子来说,这可能是有道理的。在他们足够成熟、能够理解之前,最好不要让他们接触这个复杂的话题。
>
> 青少年通常对癌症复发有更多的了解,但他们可能害怕提起这个问题。他们可能会觉得应该为你坚强起来,因而隐藏自己的恐惧。他们也可能感觉到你在隐藏自己的恐惧,这可能会给他们带来困扰。
>
> 如果孩子提出问题,尽你所能回答他们。让他们知道,对未来有一些恐惧和担忧是正常的。和孩子谈谈他们如何调整自己的感受。有时候,即使不说话只是待在一起也有助于缓解焦虑的情绪。给孩子一个大大的拥抱,一起依偎在沙发上,或者一起观看户外景色。其他对孩子有帮助的情感宣泄方式可能包括画画、写日记或与心理健康专家交谈。

况,他们担心会无意之中让你感到不高兴。由于不知道如何回应,他们可能会疏远你。这些反应可能会让你感到受伤和被孤立。但请记住,这些反应通常是由恐惧驱动的,比如担心会说错话。

和家人谈论他们患癌的风险

作为乳腺癌患者,你要意识到你的一些亲属也有患乳腺癌的风险。这可能包括父母、兄弟姐妹和子女。如果携带有与乳腺癌相关的突变基因,如 BRCA1 或 BRCA2,则亲属患乳腺癌的风险将会明显增加。

如已做过基因检测,把检测结果告知父母、兄弟姐妹和成年子女。遗传咨询师可以帮助确定是否需要通知其他家庭成员。向亲属提供准确的信息有助于确保他们的医疗团队推荐合适的癌症筛查手段。

如果乳腺癌与特定的基因突变有关,让家人知道这种突变是什么。你可以建议他们咨询遗传咨询师,但不要强迫他们。一些癌症患者通过写信的方式与家族成员分享信息。或者可以找一个值得信赖的家庭成员去和相关亲属交谈。这些信息可能会引起恐慌,因此告知家庭成员一些他们可以采取的恰当行动(如癌症筛查和预防性手术)是很重要的,以保障他们的健康。

如果孩子未满18岁,可能要暂缓谈论这个话题。一般不建议对未成年人进行基因检测,而且大多数癌症筛查要等到成年后才能进行。当孩子提出问题时,顺着他们的思路来回答问题。

起初，我尝试着成为每个人期望中的样子——坚强、有趣、勇敢。随着时间的推移，我看清了哪些人在我处于困境中时始终陪在我身边。我渐渐疏远了那些终究要消失的人。我发现，那些始终如一的人在美好的时光里也是最有趣的人。——患者 C.

在孤独感和孤立感让你感到沮丧之前，请记住你可以采取措施培养与朋友之间的感情。第一步是承认这些人中的大部分人都是关心你的，他们每个人对你的病情都有自己的反应方式。以下是与朋友重新建立联系和修复关系的一些建议。

主动开启对话

有些人可能想询问你的身体状况，但不知道该如何开口，或者担心这样做会让你不开心。此时，你可以主动开启对话，让大家知道你欢迎他们的提问。如果你更愿意讨论其他话题，也可以解释清楚，让朋友知道你现在不想谈论自己的病情，但愿意聊聊其他事情。

在需要的时候寻求帮助

有些朋友可能会在你结束治疗后不再围绕在你身边。但当你需要时，你还是可以寻求他们的帮助，哪怕只是陪着你聊聊天。你身边的人可能没有意识到康复也是需要时间的，你仍然需要帮助。当朋友帮助你的时候，他们也会感到很开心。

尽可能保持参与

有些朋友可能不会邀请你参加活动，因为他们认为你还没有准备好参加社交活动。告诉他们你想参与其中，或者请他人代为转达。

知道什么时候该放手

有些人可能会继续疏远你，你必须学会放手。尽量不要花费太多的情感和精力去修补一段可能一开始就并不牢固的关系。把时间和精力花在最亲近的朋友身上。

借助互助团体来填补情感空白

有时候你会觉得没患过癌症的人不会理解你的经历。互助团体可以帮助满足人们被理解的需求。与其他癌症幸存者讨论自己的感受，无论是在社区的互助团体还是在线上，都可能会有所帮助。

选择后退一步

一些癌症幸存者发现，在治疗结束后康复的过程中，花很多时间在经营各种友谊上是很累人的。相反，他们可能觉得需要投入更多的精力来自我疗愈，与家人共度时光，或者回归生活的其他领域。

不论你怎么想都没关系。你可以给自己留些时间。如果朋友在你还没准备好的时候联系你，让他们知道你还在康复中。大多数人都会理解并愿意给你所需的空间。当你想重新联系他们的时候，友谊还会在那里。

你可能也会意识到，你更愿意放弃某些不那么亲密或不太能给予支持的友谊。那也没关系。患癌经历可能已经让你明白了哪些友谊对你来说最珍贵。

保护自己的隐私

有些人会提很多问题，也许有些你不想回答。提前想好如何回答这些问题，以及想要设定的界限，这样可能会有所帮助。你可以说你不太愿意回答这些问题，或者你可以通过转移话题来避免这个问题。

你可能欢迎来自可依赖的朋友的提问。与关心你、能够理解你的经历的人畅所欲言是一种排解的方法。即便如此，在某些日子里，癌症可能是你最不想谈论的话题。如果是这样，和朋友解释一下，虽然你过去对此一直很开放，但今天你需要回避一下这个话题。

调整期

癌症治疗后的几天、几周甚至几个月是一段调整期——

不仅对你来说如此，对你身边的人也是如此。在这个阶段，你需要通过明确自己的界限、表达自己的需求和设定健康的界限来与身边的人保持沟通渠道的畅通。你的人际关系会因此受益，你自己也会从中受益。

第十二章
工作与收入

乳腺癌的一个不常被谈及的方面就是它可能对职业和经济收入造成影响。几乎一半乳腺癌幸存者在确诊时正处于工作年龄。有些人可能整个治疗阶段都在坚持工作，有些人可能会减少工作时间，也有些人可能选择请假或完全离开工作岗位。事实上，乳腺癌幸存者比从未患过癌症的人更容易失业。

化疗和乳房切除术以及与治疗相关的所有副作用，均增加了无法重返工作岗位的风险。一些乳腺癌幸存者可能会发现，如果回到一个不能提供支持或存在歧视的工作环境中，他们内心可能会很挣扎、很抗拒。大约一半乳腺癌幸存者需要面对乳腺癌所带来的经济后果，这被称为经济毒性。据估计，仅在确诊后的第一年，乳腺癌幸存者的自费医疗花费就可能超过 10 000 美元。

虽然癌症确诊后的职业和经济负担可能令人望而生畏，但有一个好消息：大多数未到退休年龄的乳腺癌幸存者确实可以重返工作岗位。对许多人来说，这意味着回归正常，是向战胜乳腺癌回归正常生活迈进的又一步。而且有一些资源可以帮助患者应对乳腺癌带来的经济问题和一些负面影响，只要你知道去哪里寻找以及向谁寻求帮助。

重返工作岗位

在治疗结束之前，也许你已经下定决心，一旦治疗结束，就要回到工作岗位，投入患病前的日常工作。但是，也许你会发现，事情并不是那么简单。许多乳腺癌幸存者对回到之前的工作岗位重新开始心存顾虑。

不愿意重返工作岗位的原因

在完成乳腺癌治疗后不愿意重返工作岗位的原因有很多。下面是一些常见的原因。

有了新的想法

有时，你很难回到原来的工作岗位，因为你开始重新看待自己的意愿。你的工作可能不像以前那样令你满意或让你觉得有意义。你可能会觉得现在是时候尝试新事物了。

因治疗带来的长期副作用

有些人发现他们需要转向新的职业，因为治疗的副作用挥之不去，使他们难以承担以前的工作职责。例如，疲乏是癌症治疗后常见的持续性的副作用，记忆力减退是另外一种持续性的副作用。你可能难以记住细节，难以专注于长期的

> 身体上我很疲惫,但在情感和精神上我都恢复了活力。我发誓再也不会把生活视为理所当然了。我把我的商店挂牌出售,开始了一份压力大大减轻的新工作。我从来没有后悔过,也没有违背对自己的承诺。——患者 C.

工作任务,或者难以应付长时间的会议和繁忙的工作。你也可能患有淋巴水肿,这会使你难以完成耗费体力的工作,或者你可能因乳房切除术、放疗或手术联合放疗而肢体活动范围受限。

担心副作用会产生或多或少的影响

你担心自己的工作表现不如患病前那样好,担心自己无法像过去那样应对压力或工作负荷。如果目前治疗的副作用仍然存在,上述担心可能是合理的。

感到局促不安

你可能会担心自己的形象,从头发处于尴尬的再生阶段,到单侧或双侧乳房的缺失,再到用于治疗淋巴水肿的手臂绷带,这些都会让你感到局促不安。

缺乏工作支持

有时,单位或领导可能不理解你的困难,或者可能对特定的调整措施,如限制工作时间或居家工作安排不够灵活。单位或领导甚至可能怀疑你是否还能胜任这份工作。同事可能会对你得到某些便利,比如不同的工作时间,感到不满。

重新回到正轨

通常，可以帮助你更清楚地了解如何在职业生涯中前进的简单方式，就是承认你面临的障碍并了解它们对你的影响。

如果你觉得是时候重返工作岗位了，你需要做的第一步就是获得医疗团队的许可。如果你有短期或长期功能丧失，请确保你和医疗团队已经完全做好了你重返工作岗位的必要准备。

接下来，与领导或人力资源的同事一起商量，讨论重返工作岗位事宜以及你可能需要面临的工作调整。这些调整包括在你因有功能障碍而难以完成工作时所需要做的任何改变。《美国残疾人法案》涵盖了这些工作调整（详见本章后面关于《美国残疾人法案》的更多信息）。查看本单位的政策，了解申请相关调整的流程。根据《美国残疾人法案》的规定，在请求或讨论中不必使用"合理的调整"字眼。

这些调整包括以下内容。

- 日程调整：你可能想从非全职工作开始，看看工作是否顺利，或者重新安排日程，以便更容易地安排后续的医学治疗。此外，你可能想问问单位领导或人力资源部门，你是否可以定期休息以服用药物或缓解疲乏。
- 居家工作：如果工作允许，远程办公或至少有一段时间居家工作可能有助于减轻相关职业疲劳以及重返工作场所的焦虑。
- 疏解工作任务：在准备好全职工作之前，考虑一下一些非必要的任务是否可以临时分配给同事，或者是否可以与同事合作完成大型项目。
- 执行不同的工作：如果你的工作时间改变了，或者无法执行既往工作中的重要任务，问问是否有合适的工作可以临时做。

如果发现自己难以应对，请联系领导或人力资源部门，让他们了解情况，并看看是否可以做出任何额外的调整。对一些人来说，在治疗副作用消退之前，重新工作可能不是一个合适的选择。

在某些情况下，你可能需要提供自己当前某项身体功能缺失的证明文件，以支持所申请的工作调整或延长病假。与初级保健团队讨论是否需要相关的物理治疗师或职业治疗师提供这些文件。

与同事打交道

那些支持你重返工作岗位的同事能够给予你成功回到工作岗位的信心。然而，你愿意与同事分享多少关于自己的诊断和治疗信息（以及你希望得到什么样的支持）完全取决于你自己。许多癌症幸存者更希望同事像他们患病前一样对待他们。

当你重返工作岗位时，对如何应对同事感到有压力是正常的。你可能会发现大多数同事都支持并欢迎你回来。但你也要为面对各种各样的问题和反应做好准备,包括理解他人因你不在的时候不得不承担更大工作量而产生的抱怨。有些人可能会问一些你不想回答的问题,比如关于你的头发或用于治疗淋巴水肿的弹力绷带的问题。

提前准备好如何回答有关外表、感受和离开的这段时间的问题,可以最大限度地减轻压力。与亲密的朋友或家人练习如何回答这些问题可能会有所帮助。记住,这是你的自由,你可以选择何时与同事分享以及分享多少。如果这些问题经常给你带来困扰,不要犹豫,可以向领导或人力资源部门提出来。

在某些情况下,雇主可能会举办关于就业主题的信息会议,例如关于《美国残疾人法案》、工作环境和合理的工作调整等的会议,以确保每个人都了解自己的权利。这有助于避免对适用《美国残疾人法案》的员工获得特殊待遇的误解。

给自己充足的时间

别忘了照顾好自己。吃得好、经常锻炼和充足的睡眠可以帮助你最大限度地提升自信和生产力。你可能会发现参加治疗癌症相关副作用的康复计划很有帮助,或者你可能想加入当地的互助团体,与其他了解你的经历的乳腺癌幸存者建立联系。有关保持健康和应对治疗副作用的策略,请参阅第三章和第四章。

在你重返工作岗位时，家人的支持也会带来很大的帮助。问问家人，他们是否愿意承担更多的家庭责任，这样你就可以更加专注于重返工作岗位。

重返工作岗位是一项重大的调整，你可能需要额外的时间才能恢复正常的日程安排。给自己一点喘息的时间。尽管你可能想尽快回到工作岗位，但在完全准备好之前重返工作岗位可能会让你陷入困境，工作也会受到影响。不要因为康复进展缓慢而感到内疚。在你处于最佳状态时，每个人都会因此受益。

乳腺癌幸存者的经济状况

对许多人来说，是否继续工作和是否从事原来的职业不仅取决于个人偏好，还取决于自身经济状况。大多数人都知道癌症的治疗费用是很高的。然而，除非亲身经历，否则很难想象癌症治疗对个人经济的影响究竟有多大。

乳腺癌幸存者因手术、化疗或放疗而导致拖欠债务的情况并不少见。一些乳腺癌幸存者为获得他们希望的最好的治疗，需要长途跋涉或寻求医保外的诊疗。

长期治疗，比如用于预防癌症复发和针对转移性肿瘤的长期治疗，会加剧这种财务困境。而且，年轻的乳腺癌幸存者尤其有可能出现保险不足以覆盖相关治疗或根本没有保险

> 癌症不仅会影响身体健康，还会影响心理健康。此外，还有诸如治疗费用、因癌症治疗或相关副作用治疗而导致的收入下降、缺乏足够的保险或根本没有保险所带来的经济挑战。有很多资源可以帮助需要经济支持的患者，有为处于癌症晚期的单身母亲提供经济支持的非营利组织。我建议患者尽快与其医疗团队讨论可能的选择和潜在的资源，以便从一开始就了解自己需要做出的选择。——医生 R. L.

的情况。

经济危机不只是金钱方面的问题，也指经济困难可能带来的心理负担，包括担心收入问题、削减基本开支（如食品或药物）来支付医疗账单。

如果你因为癌症治疗而面临经济困难，那么寻求帮助是很重要的。从长远来看，了解可用的资源可以帮助你做出更好的工作和生活方面的决策。

寻找可用的资源

如需经济支持，请尽快告知医疗团队成员。医疗团队需要了解你是否在支付非医疗费用、门诊就诊或药物费用等方面遇到困难。这些会影响你是否能按照规定参加幸存者救助计划。

大多数癌症诊所都有工作人员和你谈论与癌症治疗相关的经济问题，包括社会工作者、病案管理师、财务顾问和患者导诊员。即使你离即将接受治疗的诊所很远，也可以通过远程医疗或电话获得帮助。你也可以向初级医疗机构或保险公司寻求帮助，以寻找合适的资源。

社会工作者、病案管理师、财务顾问和患者导诊员可以做以下工作。

- 与收费办公室沟通。你也许可以通过分期付款和降低利率的方式来处理未付账单。
- 协助寻找其他经济支持，包括来自政府、非营利组织和慈善机构的资源。这些组织赞助的项目可能能够覆盖乳腺癌患者的账单，包括与癌症治疗无关的费用，如房租、水电费和生活费。
- 帮助评估当前的保险，以及评估你是否有资格参加其他保险计划，如医疗保险和医疗补助。如果你没有保险，导诊员可以帮助寻找合适的保险。
- 与你一起想办法以节约药物开支（请参阅下一页的"节约药物开支"）。

如果正在接受复发性或转移性癌症的相关治疗，请与社会工作者和患者导诊员联系，他们会帮助你获得有时只有某些接受高度恶性肿瘤治疗的患者才能获得的资源。

处理经济问题往往会让人感到不知所措。可以向在这方面有能力且值得信赖的家庭成员或朋友寻求帮助，请他们负责跟踪账单、进行保险索赔和其他重要的联系。这样的安排可能对你们双方都有利，亲人可以以特定的方式提供帮助，

节约药物开支

药物开支可能是癌症幸存者的负担。有些人可能会考虑减少剂量或将药物留作日后使用,但这可能会影响治疗的有效性。为了安全地控制药物成本,可采取如下措施。

• 询问医生是否可以使用成本较低的普通药物替代。有时,换一种药物,比如片剂,会比其他药物更便宜。

• 寻找药物折扣项目。非营利组织(如 www.needymeds.org)和制药公司通常都有帮助支付处方药费用的项目。社会工作者或医疗团队应该能够提供这方面的资源。

• 咨询保险公司关于使用邮购药物的事宜。许多保险公司提供邮购药物的选择,而且可能比从当地药店购买的更便宜。

• 咨询保险公司保险所覆盖的线上药店。从线上药店购买药物可以节约开支。

而你也可以更加安心。

自行购买医疗保险

许多人通过单位或政府赞助的项目(如医疗保险或医疗补助)获得医疗保险。然而,并非所有人都有这样的保险。

如果你不符合政府项目的条件，可以自行购买医疗保险。

2010版《患者保护和平价医疗法案》规定，禁止保险公司在公民申请初级保险时基于公民的健康史和既往病史对其进行限制。然而，一些政策，如医疗保险补充保险，可能仍然有健康限制。

某些类型的保险可能更符合你的需求，如私人保险等，患者可以根据自己的情况自主选择。

其他支付方式

除了上述提到的支付医疗费用的方式，还有一些其他资源可能会有所帮助。

补充保险

如果在癌症确诊之前购买了补充保险，请查看保单，以确定它们现在能否提供帮助。补充保险可以帮助支付常规保险未涵盖的癌症护理费用，在某些情况下，如果无法工作，还可以支付误工费。补充保险包括涵盖残疾、住院或长期护理的专门计划。参加补充保险通常会受到某些限制，如有既往病史，则可能无法购买。

非营利组织

美国国家癌症研究所维护着一个组织数据库，该数据库可提供广泛的资源，允许患者根据自己的具体需求定制搜索结果。其他资源包括癌症财政援助联盟（www.cancerfac.org）、癌症护理（www.cancercare.org）和癌症分类

（www.triagecancer.org）。

税收优惠

在某些情况下，医疗费用可以在个人所得税中进行申报，例如，你可能能够扣除与治疗相关的费用。请询问税务申报员此项内容是否对你有利。

了解自己的权利

癌症幸存者在工作场所可能也会面临歧视，因此了解可以采取哪些保护措施至关重要。如果在工作中遇到问题，请务必保留所有关于你所遇到问题的通信记录。列出相关人士的名单，以防遇到法律问题。

《美国残疾人法案》

虽然癌症病史本身不会使你受到《美国残疾人法案》的保护，但因癌症治疗而长期功能丧失的人可以受到该法案的保护。残疾可能是显而易见的，例如乳房切除术后活动范围受限或因淋巴水肿导致的手臂肿胀。但也有一些情况不太明显，比如治疗引起的认知问题。如因癌症治疗而在日常活动中遇到困难，或者身体其他部位，比如大脑、呼吸系统或神经系统出现健康问题，则可能受到该法案的保护。该法案会单独审核每个病例。

根据《美国残疾人法案》，拥有 15 名或以上员工的私营部门雇主以及州和地方政府必须为其员工提供某些保护。美国联邦工作人员不在《美国残疾人法案》的保护范围内，但有自己的保护措施。《美国残疾人法案》规定，因员工患有癌症或残疾无法履行非必要职责而予以降薪或解雇的行为是违法的。癌症也不应成为员工被拒绝升职的理由。如果员工要求根据《美国残疾人法案》得到保护，单位不得对员工进行报复。如果亲属因员工患有癌症而被解雇，亲属也会受到该法案的保护。

《美国残疾人法案》并非在所有情况下都能提供保护。员工仍然可能因为正当理由被解雇，如公司裁员。无论是否被提供合理的帮助，你都必须具备履行工作及其基本职责的能力。

有时，单位会证明所做出的调整成本太高或难以实现。你需要提出申请才有可能获得合理的调整。也许你已经有了一些调整建议。例如，你可能已经知道自己体力不支而无法每天通勤。你可以提议在前6个月到1年内居家工作，或者每周居家工作3天。

一些在治疗后寻找新工作的癌症幸存者担心，癌症病史可能会降低他们被雇佣的可能性。你不需要透露自己患有癌症，尽管一些癌症幸存者确实会告知用人单位，因为他们知道自己需要工作调整。但是，在要求工作调整之前，你没有义务讨论自己的身体机能问题。

《美国残疾人法案》规定了在招聘过程的各个阶段用人

单位可以问哪些问题，不能问哪些问题。例如，在第一次面试中，潜在的雇主不能问面试者是否患过癌症，接受过什么治疗，或者残疾类型和严重程度。用人单位可以询问是否能胜任这份工作，以及是否需要工作调整。在后续阶段，用人单位可以要求提供医疗团队出具的文件，证明面试者可以安全地执行这项工作。

《美国残疾人法案》所涉条款众多，较为复杂，请向残疾人指导处或职业康复顾问寻求帮助。他们可以帮助解决有关就业的法律问题。你也可以联系就业便利网络 askjan.org/media/cancer，还可以在癌症分诊组织（triagecancer.org）和癌症法律资源中心（thedrlc.org/Cancer）找到额外的法律资源。

如果你认为自己受到歧视，可以向平等就业机会委员会投诉。

《家庭和医疗休假法》

许多癌症幸存者已经对这项法律相当熟悉，该法律规定拥有 50 名以上员工的工作单位，允许员工因健康问题享受长达 12 周的无薪休假。如果在治疗期间假期没有用完，出于医疗原因，现在可以申请继续休假。该假期可以按天数或小时数来计算。如果家属在患者治疗期间充当护理人员，则可以询问单位自己是否可以享受该法律规定的福利。

《遗传信息非歧视法》

基因检测使医疗团队能够识别出对遗传疾病的易感性，包括那些导致乳腺癌的基因。然而，有些人不愿进行检测，因为他们担心检测结果可能会对他们产生不利影响，尤其是被医疗保险公司和雇主用来针对他们。2008年颁布的《遗传信息非歧视法》规定，禁止医疗保险公司基于遗传信息歧视客户。这与1996年颁布的《健康保险携带和责任法案》相呼应。该法案规定，保险项目和保险公司根据遗传信息将某人标记为有既往病史是非法的。

第十三章
致伴侣

在伴侣癌症治疗期间担负起照护者的职责可能会令人非常紧张。紧张、焦虑和对伴侣健康的担忧可能会占据你的内心。你可能不得不调整工作、生活和其他方面来适应伴侣治疗的需求。你可能不得不承担起伴侣患病前所承担的家庭责任和其他责任。你可能失眠，吃不好，没有时间进行锻炼或参加社交活动。

你也可能需要应对悲伤和失落的感觉——不得不放弃之前的生活规划、你和伴侣的计划，甚至日常生活习惯。生活可能再也回不到以前了，你可能会因表现出这种缺失感而感到内疚。你也可能因为与伴侣的关系在情感、心理和身体上发生的变化感到沮丧。例如，对伴侣心存抱怨，或者因伴侣患有癌症而感到自己的时间或机会被剥夺，这都是很常见的。

对许多人来说，这些个人付出是值得的，因为他们在伴侣接受治疗时给予了支持和照顾。但随着治疗结束或进入新的阶段，你可能需要花一些时间来适应。现在应该怎么做？

如何处理这个新的阶段？你还是从前的你吗？你与伴侣的关系还和以前一样吗？

当你和伴侣开始处理这种情况，并试图让你们的情绪同步时，你们可能会面临新的考验。你们可能需要在生活的各个方面做出短期和长期的调整。你们会有轻松的时光，也会有艰难的时光。你们已经走到了这一步，要有信心，你们有能力一步一步地向前迈进。

给自己时间

密集治疗的结束通常会带来放松的感觉，但也会带来对癌症复发和持续不减的副作用的担忧，甚至在长时间关注治疗目标和照顾伴侣后会产生一种空虚感。根据治疗的进程，一些照护者可能会出现创伤症状，如痛苦和挥之不去的回忆。治疗结束后既有积极的想法，也有消极的想法，这并不罕见。

有些人可能会觉得，应该迅速恢复到以前的生活节奏，一切都应该回到"正常"状态。但有时，癌症治疗可能会产生持久的影响，这一过程可能并没有完全结束。

给自己时间来消化你所经历的一切是很重要的。允许自己去感受当下的情绪，即使这些情绪很奇怪，甚至"不可接受"。为你失去的东西感到悲伤是可以的。让这些情绪流动起来。为你和伴侣各自留出空间，以自己的方式过渡到长期生存期。

照顾好自己

在照顾他人时，人们很容易过于关注所爱之人的需求，以至于忘记或忽视自己的基本需求。这样做的结果可能会导致严重问题。照护者往往会感到沮丧，甚至精疲力竭。倦怠是一种情绪和身体上的消耗，通常以照护者放弃护理而告终。现在，伴侣在治疗方面的需求已经结束，是时候留出时间关注自己的需求了。

满足自己的身体需求

为了给伴侣提供最好的支持，你需要保持良好的身体状态。在积极治疗期间，你可能一直忙于照顾伴侣，兼顾家庭和工作，以至于把自己放在最后一位。现在是时候休养了。这意味着你可以留出时间好好吃饭、好好休息、进行定期锻炼以及做自己喜欢的事情。有时，坚持这些健康的习惯很难，但花时间和精力去坚持这些习惯有助于你和伴侣提升生活质量。

满足自己的心理需求

良好的心理健康状态不仅仅是没有抑郁、焦虑和压力等，还意味着对生活感到满意，对所做的事情感到满足。心理学家认为每个人都有以下 3 种基本心理需求。

- 选择自由：这是指能自主做出选择的能力。你做某件

当照护者非伴侣时

乳腺癌不仅会影响患者，也会影响照护者。也许你一直在照顾生病的父母、兄弟姐妹、亲戚或朋友。你可能每天都陪在他们身边，陪他们看医生，并在日常生活中帮助他们。也许你一直在远程提供支持，与医疗团队、家人、朋友和邻居合作，远程协调护理事宜。美国国家癌症研究所将照护者定义为在癌症确诊后和治疗期间帮助患者的人。

照护者有时被称为"隐形患者"，因为他们的健康也会受到他们所照顾人员的疾病的影响。如果你在他人的乳腺癌治疗过程中一直提供照护，那么在积极治疗后的下一阶段，你可能会有复杂的感觉——手术、化疗、放疗和其他密集治疗已经过去，这让你松了一口气，但同时又对未来感到不确定。

本章主要是为乳腺癌患者的伴侣所写的，但任何担任照护者角色的人都可能从中受益。此外，本书的其他章节涵盖了癌症治疗的副作用、与家人和朋友的沟通以及经济问题等主题，所有这些都为照护者和患者提供了重要信息。

我有一段非常不幸的经历，在母亲被诊断为Ⅳ期转移性乳腺癌后不久，我26岁（新婚）的女儿也被诊断为Ⅰ期乳腺癌。这是我遇到过的最可怕、压力最大的事情。

照顾好与疾病做斗争的亲人是非常重要的，但同时也要照顾好自己。花点时间放松和减压很有必要。在这段旅程中，我经历了很多不同的情绪，但我最深刻的感受是感恩。如今，我的女儿已然痊愈，母亲（现年82岁）也健在。如果必须用一句话来描述这段经历，我会说"还算不错"。——照护者P. D.

事是因为你想做，你认为值得去做，而不是因为来自他人的压力或是为了避免冲突。满足这种需求会让你产生一种完整感，让自己的行为与价值观保持一致。在照顾伴侣时亦如此，因为你想这样做并认为这很重要。

- 归属感：这是指在面对他人时有温暖和关怀的感觉，是相互归属、彼此支持的感觉。寻找与伴侣以及其他可能有类似经历的人建立联系的方式。如果这种需求得不到满足，就会导致孤独和被孤立的感觉。
- 能力感：当你参与活动，并有机会使用和发展自己的技能时，这种需求就会得到满足。你会感到高效和自信。确保你从医疗团队那里获得了所需要的信息，这样你就可以充满信心地以最好的方式照顾伴侣。

研究表明，对照护者来说，关注这些基本的心理需求有助于在照顾亲人的过程中产生积极的影响，并提高照护者的生活质量。

在伴侣进入癌症康复阶段后，了解你们将要面临的选择可能会有所帮助，以便做出理想的决定。在达到你们设定的目标的过程中相互支持，并对所选择的活动和任务予以积极的反馈。与处境相似的人相互分享、互相支持也有帮助。满足这些需求可以带来更积极和更高的生活目标，从而促进长期健康和个人成长。

整合正念

正念是一种冥想式工具，你可以随时随地通过正念训练来缓解压力、提高满足感和重新树立目标。这是一种系统训练大脑的方式，可以让你关注当下的状态，不做评判，也不依赖之前的假设。研究表明，正念减压可以帮助照护者减轻压力、缓解抑郁情绪。它还可以帮助照护者更深入地了解他对所爱之人的行为反应，并更好地调整自己的反应。

重新发现让自己快乐的事物

在全身心投入照护他人的工作之后，这很可能会成为你生活的主要组成部分。如果伴侣正在康复中，你可能会发现自己不再像以前那样被需要了。你可能很难放下作为主要负责人的责任，但请尽量不要太个人化。相反，利用空闲的时间和多出来的精力去发现自己的兴趣和爱好，与亲密的朋友联系，并寻找新的乐趣。允许你与伴侣之间保持一点距离，最终你们会带着对彼此的赞赏回归，共同探讨新话题，分享新兴趣。

不要成为恐惧的囚徒

癌症会让你面对所爱之人死亡的可能，这会产生深远的影响。它可能会让你感到紧张，不断警惕癌症复发的迹象或症状。你可能会迫切需要保护自己的感受以避免未来的痛苦，对任何坏消息的迹象都保持高度警惕，时刻做好准备，时刻保持警惕。但是，对未来的持续担忧并不能降低癌症复发的风险，反而会使享受当下的生活变得更加困难。

癌症幸存者及其家属所面临的最大挑战之一，就是放下恐惧和不确定性。这样做可以帮助你和伴侣过上更丰富、更充实的生活，一种完全立足于当下的生活，让你们共同创造出可以永远珍藏的美好回忆。

探索精神世界

对许多人来说，宗教和精神信仰提供了一种重要的途径，让他们在与癌症打交道的残酷现实中找到生活的意义、希望和快乐。

研究人员发现，宗教和精神信仰往往与身体、心理和社交健康水平有关。崇敬、平和与目标感可以改善身体状况（如疲劳和疼痛），减轻焦虑和抑郁情绪，提高人际交往能力和社会参与度。

癌症也可能引发人们对精神信仰的怀疑，并引出人们为什么会痛苦这一未解之谜。脆弱、愤怒和被背叛的感觉，所有这些都可能会让你对曾经认为不可动摇的价值观或传统产生怀疑。

有一点是肯定的，人的精神世界在人的一生中是不断变化和发展的。即使过去没有过多探索自己的精神世界，现在开始探索也不晚。以下是关于如何开始探索自己的精神世界的一些建议。

- 反思：精神世界与自我发现密切相关。在独处的时候，想想自己迄今为止的人生轨迹，想一想现在对你来说什么是最重要的。许多人通过祈祷或冥想来帮助反思自己的内心生活。
- 允许质疑：允许自己对人生的意义提出质疑，或者暂时将其留作未解之谜。通常，这就是我们自身成长和走向精神完整的途径。
- 发现美：美其实也是一种超然。自然之美尤其能激发人的敬畏之心。艺术品可以准确地捕捉言语无法表达的人类体验。美也可以在简单的事物中找到，比如一块水果或阳光透过窗户的样子。当你看到美丽的事物时，调动自己所有的感官去感受它。

- 人际关系：有时，生活中最美好的事物是我们与他人之间的关联。爱和被爱、归属感和珍惜——这些无疑是精神层面的极致表达。抓住每一个机会向所爱之人表达。寻找共同享受生活的方式，即使生活中存在矛盾与冲突，也要相互安慰、彼此支持。
- 寻求帮助：可以从所在社区寻求精神方面的帮助，例如牧师、精神导师，他们可以与你谈论你关心的问题。许多医院都有牧师和心理咨询师，他们可以帮助你应对癌症带来的心理、情感和精神方面的挑战。

相互支持

治疗会结束，但支持不会停止，这是十分重要的。现在比以往任何时候都更加需要相互依靠。很可能伴侣也在前期的混乱状态中感到迷失，甚至可能感到被抛弃。因为治疗结束后复查间隔的时间会越来越长，来自医疗团队的日常支持也有所减少。阅读本书的其他章节可以帮助你更深入地了解伴侣可能正在经历的事情。

伴侣很可能已经有了癌症幸存者护理计划（见第11页）。熟悉计划的细节可能会有所帮助，这样你才能支持和配合伴侣的行动。如果可能的话，一起参加后续随诊，尤其是在刚开始或检查结果不明确的时候。一起参加后续随诊可以帮助你们记住重要信息，并为彼此提供精神上的支持。

保持倾听。每个人的患癌经历都是独一无二的，所以要对伴侣的感受持开放态度。要知道，你的任务不是解决一切问题，更重要的是陪伴，感受伴侣的感受，用自己的爱来支持伴侣面对一切。

开诚布公地讨论各自的角色和责任。伴侣可能无法马上或在短时间内恢复到以前的生活或工作状态，比如做饭或重返职场。你们可能需要进行一些尝试以建立当前情况下可行的日常惯例，并在这一过程中允许一些不尽如人意的事情发生。

与癌症确诊之前相比，现在与伴侣的性生活也可能有所不同。癌症治疗可能会改变伴侣的自我形象和性欲，也可能导致身体变化，从而影响性关系。对伴侣的需求给予耐心和支持，可以加深你们之间的联系，并为亲密关系创造更多途径。请参阅第九章了解更多关于性健康的内容。

请记住，人难免会犯错，要对自己有耐心。试着从错误中吸取教训，把它们作为重新聚焦于生活的机会，并想出新的甚至更好的处理方式。

携手共进

伴侣的患癌经历现在已经是你们夫妻二人生活的一部分。这对现在和将来意味着什么？可以和伴侣谈谈。了解癌我妻子玛丽在两年内做了3次手术。第一次手术是内镜胃减容术，目的是减重，为脊椎手术做准备。就在做脊椎手术之前，她被诊断出患有乳腺癌。玛丽和医生决定先做脊椎手术。后来，她接受了双乳切除术，没有进行重建。

在照顾她的过程中，我试着让自己对她内心的挣扎保持一种开放的心态，并更加关注她的需求。我对她的疼痛和乳房缺失的状态不发表意见。我坚持给她买花。我用她最喜欢的药膏给她擦背部的伤口。我做高蛋白餐，吸尘，拖地，铺床，确保淋浴设备能满足她的需求。不是所有的人都有这样的运气可以维持52年的婚姻。这需要牺牲、道歉、原谅、重建一段被埋葬的爱情、接受她的新身体、为彼此抽出时间——是的，即使是我不擅长的约会。

减重也发挥了重要作用。玛丽通过手术减掉了36千克，我通过药物减掉了45千克。我们已经70多岁了。如果不是因为体重显著减轻、学会合理膳食和进行日常锻炼，我作为一名照护者的角色会变得更加困难。对身为照护者的我和身为乳腺癌患者的玛丽来说，在治疗过程中保持身体健康、情绪稳定和精力充沛至关重要。——照护者F. W.

症及其治疗对你们每个人的影响，可以帮助你们向前迈进。

虽然明确未来面对的挑战很重要，但庆祝积极治疗的结束，从医院回归家庭也一样重要。你们已经度过了一段艰难的时光,应该享受当下的时光。你们甚至可以考虑举办庆祝晚宴或其他活动来宣告治疗的结束,或者通过度假来改变环境,这样你们就可以带着全新的视角回归家庭了。

第十四章
停止抗肿瘤治疗

当在治疗过程中疾病仍处于进展状态时,重新评估并决定下一步治疗方案是合理的选择。这与初次得知自己患有转移性乳腺癌并与肿瘤科医生讨论决定治疗方案的过程类似。

如果持续抗肿瘤治疗引起的副作用超过了潜在的疗效获益,那么可能需要暂停目前的积极治疗。例如,许多癌症患者都将进入这样一个时期,即化疗所引起的虚弱及其他危及生命的不良反应的可能性大于其所带来的肿瘤缩小或控制的可能性。

是否停止抗肿瘤治疗由患者自己决定,但通常需要听取医疗团队、家人和朋友的建议。有些患者发现做出这一决定非常困难,因为停止抗肿瘤治疗让他们感觉自己是在放弃生命。但是,如果癌细胞已经对抗癌疗法产生了耐药性,那么当前的抗肿瘤治疗将弊大于利。对大多数患者来说,生活质量至关重要,因为他们想享受余下的生命。

从得知自己患有转移性乳腺癌起,你可能会觉得生活已经失控了。决定停止那些已经无法帮助到自己的抗肿瘤治疗,也许是你再次按照自己的方式生活的一种选择。

留下遗赠

尽管死亡是每个人都不可避免的结局,但被迫思考死亡可能会让人深感不安。不仅要考虑自己,还要考虑死亡给所爱的人带来的影响。

一些转移性乳腺癌患者可以通过确立遗赠使他人记住自己,从而获得情感治愈和认可感。这可以通过以下几种方式实现。

- 写下自己的生活经历,或者回顾自己的生平,总结自己所取得的成就。
- 完成家族谱系图的制作,详细记录家庭成员的健康史,这种方式对有遗传性癌症家族史的家庭尤为重要。
- 制作视频或音频以分享自己的生活经历和特殊回忆。
- 制作一本剪贴簿,记录自己最喜欢的家庭瞬间。
- 为孩子或其他亲人准备一份每周笔记。
- 为未来的重要事件写信或制作视频,如毕业典礼、婚礼或孙辈的出生。
- 创作可以传达自己对生活的体悟的艺术品。
- 打造一个花园,种下自己最喜欢的多年生花卉。

- 为家人和朋友编写一本食谱，记录自己的招牌菜和所爱之人最喜欢的食物。
- 投身社区志愿者工作或向慈善机构捐款。
- 关注转移性乳腺癌群体，倡导增加对转移性癌症研究的资金支持，或者创建非营利组织来帮助其他转移性乳腺癌患者。

确立遗赠有许多益处。例如，回顾自己的家庭关系、成就和生活经历可以带来自豪感，让人感觉自己度过了完整的一生。每个人的生命都是有限的，但并不是每个人都有机会以一种有计划的方式来回顾它。当面对不治之症时，这样做可以带来一定程度的内心平静。

如果你因为家人和朋友的照顾和支持而感到有负担，想想你照顾别人的时候。回忆一下自己抚养孩子或照顾所爱之人的经历可以减轻内疚感，缓解相关的苦恼。谈论往事可以在一定程度上改善对他人的感觉，增进你们之间的联系。如果某些人际关系最近变得很紧张，这种方法可能会有所帮助。

临终关怀

如果患者决定停止抗肿瘤治疗，可以通过临终关怀来持续管理癌症相关症状。临终关怀是美国联邦医疗保险和许多私人医疗保险计划所涵盖的一种保险福利。根据美国联邦医疗保险的定义，这一福利适用于那些预期寿命不足6个月的患者。然而，预期寿命仅是一个估计数值，如果接受临终关怀的患者存活期大于6个月，且危及生命的状况依然存在，他们可以继续接受该服务。

临终关怀的目的是控制症状，帮助患者在剩余的时间里尽可能好地生活；当最后时刻到来的时候，帮助患者平静而有尊严地离开。在任何时候，临终关怀中心都会为患者亲属和照护者提供支持。

大多数临终关怀服务是在家里提供的，但也可以在疗养院和其他地点进行。一些临终关怀项目有自己的医院或诊所。与姑息治疗一样，临终关怀通常是由一个团队完成的，其中可能包括医生、护士、牧师、社会工作者、志愿者和其他专业人员。

在家中开展临终关怀的目的是使患者得到更多来自亲人的护理。护士和其他临终关怀团队的成员会根据需要进行家庭随访。同时，患者及其亲属可以在需要时得到临终关怀团队全天候（一周7天，一天24小时）的建议和支持。

许多患者喜欢家庭临终关怀带来的好处，包括可以自由地生活在熟悉的环境中，远离紧张的医疗氛围。

临终关怀服务大致包括以下内容。

- 药物和设备：可提供症状管理药物和其他医疗设备，如病床或助行器。
- 专业支持：临终关怀团队成员会定期进行家庭访视。

工作人员不会全天候进驻家里，但会全天候保持在线状态。工作人员也可以为照护者提供指导。
- 提升幸福感：临终关怀团队可以帮助解决社会、情感或精神方面的问题。
- 为照护者提供休息的机会：临终关怀医院可以提供临时护理，这是一种旨在缓解主要照护者压力的短期护理服务。临终关怀志愿者可以帮助完成一些基本的事务，比如做一些力所能及的日常杂务，以及陪伴患者及其亲属。
- 丧亲支持：在患者离世后13个月内为亲属提供丧亲支持服务。